Hannah Wetzel

SMART IN TOP SHAPE

Nie wieder lästige love handles

VERRAI-VERLAG
STUTTGART

VORWORT

Herzlich willkommen, zu „**SMART IN TOP SHAPE**“! Wenn Sie dieses Buch in den Händen halten, haben Sie bereits den ersten Schritt gemacht, um die Lösung für ein neues gesundes Leben voller Wohlbefinden zu finden. Glückwunsch!

Stellen Sie sich vor, wie es wäre, wenn Sie die lästigen Kilos loswerden könnten, ohne das Gefühl einer massiven Einschränkung zu erfahren. Stellen Sie sich vor, wie es sich anfühlt, energiegeladen und fit durch den Tag zu gehen, während Sie Ihren vollen Terminkalender bewältigen. Genau das ist das Ziel dieses Buches – Ihnen ein erfolgreiches Konzept zu präsentieren, das Ernährung, Workout und Mindset miteinander verbindet.

Lassen Sie mich Ihnen einen Einblick in das Buch geben: Im ersten Teil dreht sich alles um das Thema Ernährung. Wir werden grundlegende Konzepte erklären und Ihnen praktische Tipps geben, um eine gesunde Ernährung zu gewährleisten. Sie erfahren, wie Sie Ihren Kalorienbedarf richtig berechnen, wie Sie mit Hunger und Heißhunger umgehen und wie Sie Ihre Mahlzeiten einfach zubereiten und mitnehmen können.

Im zweiten Teil widmen wir uns dem Thema Workout und Training. Hier werden verschiedene Ansätze diskutiert, um Ihren Abnehmerfolg zu unterstützen. Sie erhalten Einblicke in effektives Cardio- und Krafttraining, die Bedeutung von Muskelerhalt und -aufbau sowie die optimale Kombination von Bewegung und Fettverbrennung. Wir werden Ihnen zeigen, wie Sie Ihre

Workouts so gestalten, dass Sie maximale Ergebnisse erzielen können.

Der dritte Teil ist dem Mindset gewidmet – dem wichtigsten Faktor für langfristigen Erfolg. Wir werden Ihnen zeigen, wie Sie Ihr Mindset stärken, um Ihre Ziele zu erreichen und Herausforderungen zu überwinden. Sie lernen, wie Sie Stress bewältigen, gesunde Gewohnheiten entwickeln und Ihr Selbstbewusstsein stärken können. Ein gesundes und positives Mindset ist der Schlüssel zu einem nachhaltigen Erfolg im Abnehmprozess.

Was dieses Buch so besonders macht, sind nicht nur die fundierten Informationen und praktischen Tipps, sondern auch die Erfolgsgeschichten unserer Leserinnen und Leser. In den einzelnen Kapiteln finden Sie Berichte von Menschen, die mit diesem Konzept bereits ihre Ziele erreicht haben und nun ein gesundes und erfülltes Leben führen. Sie werden sehen, dass Sie nicht alleine sind und dass auch Sie es schaffen können!

Dieses Buch ist für all diejenigen gemacht, die nach einer ganzheitlichen Herangehensweise suchen, um gesund abzunehmen und ein erfülltes Leben zu führen. Egal, ob Sie vielbeschäftigt sind oder einfach nach einer effektiven Methode suchen, um ohne Verzicht Ihr Wohlbefinden zu verbessern – wir sind für Sie da!

Ich lade Sie ein, die Seiten dieses Buches zu erkunden, das Wissen aufzusaugen und die Tipps in die Tat umzusetzen. Starten Sie Ihre Reise zu einem gesunden und fitten Körper, zu mehr Energie und Selbstvertrauen. Entdecken Sie, wie Sie durch die richtige Ernährung, effektives Training und ein positives Mindset Ihre Ziele langfristig erreichen können.

Ich bin fest davon überzeugt, dass dieses Buch Ihnen den Weg zu einem neuen gesunden Leben aufzeigen wird. Sie werden feststellen, dass es keine unrealistischen Versprechungen enthält, sondern ein umfassendes Konzept, das auf fundiertem Wissen und Erfahrung basiert. Unsere Leserinnen und Leser haben mit diesem Konzept bereits beeindruckende Ergebnisse erzielt – und Sie können es auch!

Also lassen Sie uns gemeinsam starten. Lassen Sie sich von den Erfolgsgeschichten inspirieren und motivieren. Nehmen Sie die praktischen Tipps an und integrieren Sie sie in Ihren Alltag. Vertrauen Sie auf das Wissen und die Unterstützung, die dieses Buch bietet. Sie sind bereit für die Veränderung, und wir sind hier, um Sie auf Ihrer Reise zu begleiten.

Tauchen Sie ein in „**SMART IN TOP SHAPE**" und entdecken Sie die Lösung für ein neues gesundes Leben voller Wohlbefinden. Machen Sie den ersten Schritt und lassen Sie uns gemeinsam Ihre Ziele erreichen. Es ist Zeit, die beste Version Ihrer selbst zu werden.
Wir wünschen Ihnen viel Freude beim Lesen und einen erfolgreichen Weg zu einem gesunden, glücklichen und erfüllten Leben!

VERZEICHNIS

Teil 2
Workout/Training

Teil 3
Mindset

TEIL 1
ERNÄHRUNG

WAS SIND KALORIEN?

Kalorien sind die Einheit für Energie, ähnlich wie km/h eine Einheit für Geschwindigkeit ist.

Es gibt drei Grundsätze zu verstehen:

1. Alles, was wir tun, verbraucht Energie, egal ob wir laufen, lachen oder schlafen.
2. Wir nehmen Energie durch Essen und Trinken zu uns.
3. Wir können Energie speichern.

Energiespeicher entstehen bzw. füllen sich dann, wenn wir weniger Energie verbrauchen, als wir zu uns nehmen. Stell dir das wie einen Luftballon vor: Wenn du immer mehr Luft in den Luftballon pustest, als du herauslässt, wird er auf Dauer immer größer und enthält mehr Luft. Andererseits können sich Energiespeicher auch leeren, das ist der Fall, wenn wir mehr Energie verbrauchen, als wir zu uns nehmen. Wenn du dir hier wieder den Luftballon vorstellst und du aus einem aufgepusteten Luftballon immer ein bisschen mehr Luft herauslässt, als du hineinpustest, wird er auf Dauer immer kleiner und enthält immer weniger Luft.

ES GIBT DREI ARTEN, WIE DEIN KÖRPER ENERGIE SPEICHERN KANN:

1. **Körperfett** – der wohl unbeliebteste Energiespeicher. 1 kg Körperfett entspricht ungefähr 7000 kcal. Das bedeutet: Wenn du 1 kg Körperfett verlieren möchtest, musst du insgesamt 7000 kcal weniger zu dir nehmen, als du verbrauchst. Wenn es dir also gelingt, jeden Tag 500 kcal weniger zu dir zu nehmen (durch Essen/Getränke) als du verbrauchst (durch Aktivitäten), dann hast du nach 2 Wochen 1 kg Körperfett verloren.
2. **Muskulatur** – der bei vielen wohl beliebteste Energiespeicher. Hier ist der Auf- und Abbau jedoch etwas komplexer als beim Fettspeicher, darauf werden wir später genauer eingehen. Als Richtwert, um ein Gefühl für die Verhältnisse zu bekommen, kann man sagen, dass 1 kg Muskelmasse etwa 1400 kcal entspricht.
3. **Glykogenspeicher** – sie dienen vor allem der Aufrechterhaltung des Blutzuckerspiegels. Dort werden Kohlenhydrate in Form von Glykogen gespeichert. Sie werden zu 1/3 in der Leber und zu 2/3 in der Muskulatur gespeichert.

Grundsätzlich lässt sich sagen, dass der Körperfettspeicher vor dem Muskelspeicher geleert wird, wenn weniger Kalorien aufgenommen werden als verbraucht werden. Hier sind jedoch einige Dinge zu beachten und zu bedenken, um die Muskeln vor dem Abbau zu schützen. Darauf werden wir in den nächsten Kapiteln einen genaueren Blick werfen.

WO SIND WIE VIELE KALORIEN ENTHALTEN?

Um ein grobes Gefühl für den Kaloriengehalt in Lebensmitteln zu bekommen, ist es wichtig, die Kalorienanzahl unserer Hauptnährstoffe Eiweiß/Protein, Kohlenhydrate und Fette (Makronährstoffe) zu kennen.

(Pro 100g)
Eiweiß/Proteine = 410 Kcal – die z. B. viel in Fisch, wie Thunfisch oder Fleisch, wie Pute enthalten sind.
Kohlenhydrate = 410 Kcal – die z. B. viel in Nudeln, Reis oder Brot enthalten sind.
Fett = 910 Kcal – z. B. Olivenöl, aber auch viel in Lebensmitteln, wie Avocado oder Käse enthalten.
Im Vergleich hierzu: Reiner Alkohol hat ca. 710 kcal.

Wichtig zu wissen ist aber, dass Kalorien nicht gleich Kalorien sind. Es gibt zum Beispiel sogenannte „leere Kalorien". Leere Kalorien sind Lebensmittel, die einen hohen Kaloriengehalt haben, aber nur wenige oder gar keine lebensnotwendigen Nährstoffe wie Vitamine, Mineralstoffe oder Ballaststoffe enthalten. Sie liefern dem Körper somit nur „leere" Energie, ohne dabei einen nennenswerten Mehrwert für die Gesundheit zu bieten.

Leere Kalorien solltest du in der Ernährung eher vermeiden oder nur in Maßen konsumieren, da sie langfristig negative Auswirkungen auf die Gesundheit haben können. Zum einen können sie zu einer unausgewogenen Ernährung führen, da sie den Bedarf an wichtigen Nährstoffen nicht decken und somit zu Mangelerscheinungen führen können. Zum anderen können sie zu Gewichtszunahme und Übergewicht führen, da sie oft in Form von zuckerhaltigen Getränken, Süßigkeiten, Snacks oder stark verarbeiteten Lebensmitteln konsumiert werden, die einen hohen Energiegehalt haben, aber wenig Sättigung bieten.

Um leere Kalorien zu vermeiden, ist es ratsam, auf eine ausgewogene Ernährung mit frischem Obst und Gemüse, Vollkornprodukten, magerem Protein und gesunden Fetten zu achten. Es ist auch wichtig, den Konsum von zuckerhaltigen Getränken, Süßigkeiten, Junk-Food und stark verarbeiteten Lebensmitteln einzuschränken. Stattdessen solltest du lieber auf natürliche und nährstoffreiche Lebensmittel setzen, die dem Körper die notwendigen Nährstoffe liefern und zur Gesundheit und zum Wohlbefinden beitragen. Eine bewusste Ernährung, die auf die Qualität der Nahrungsmittel achtet, kann helfen, leere Kalorien zu reduzieren und einen gesunden Lebensstil zu fördern.

WAS IST DER GRUNDUMSATZ?

Der Grundumsatz ist die Energiemenge, die dein Körper pro Tag bei völliger Ruhe zur Aufrechterhaltung seiner Funktionen benötigt und verbraucht. Damit sind die grundlegenden, körpereigenen und lebensnotwendigen Funktionen gemeint, wie zum Beispiel der Stoffwechsel, die Durchblutung, die Atmung und die Regeneration.

Um einen Richtwert für seinen **Grundumsatz** zu erfahren, kann man sich an der **Formel** von J. A. Harris orientieren. (Formeln 1918 veröffentlicht von J. A. Harris)

Männer: Grundumsatz [kcal/24 h] = 66,47 + (13,7 x Körpergewicht [kg]) + (5 x Körpergröße [cm]) - (6,8 x Alter [Jahre])

Frauen: Grundumsatz [kcal/24 h] = 655,1 + (9,6 x Körpergewicht [kg]) + (1,8 x Körpergröße [cm]) - (4,7 x Alter [Jahre])

Als Beispiel einmal berechnet:

Angenommen du wiegst 60 kg als Frau, bist 1,70 cm groß und bist 25 Jahre alt.
Sprich:
Grundumsatz [kcal/24 h] =
655,1 + (9,6 x 60 = 576) + (1,8 x 170 = 306) - (4,7 x 25 = 117,5)
Grundumsatz [kcal/24 h] = 655,1 + 576 + 306 - 117,5
Grundumsatz [kcal/24 h] = 1.419,6

So kannst du dir dann ganz einfach deinen Richtwert ausrechnen und damit arbeiten.

Für ein noch genaueres und individuelleres Ergebnis sollten jedoch noch ein paar andere Aspekte mit einbezogen werden, die den Grundumsatz zusätzlich beeinflussen:

Faktoren dafür sind:

Körperzusammensetzung: Das Verhältnis zwischen Muskel- und Fettmasse im Körper kann den Grundumsatz beeinflussen. Muskelgewebe verbraucht mehr Energie als Fettgewebe, daher haben Menschen mit einem höheren Muskelanteil in der Regel einen höheren Grundumsatz.

Stoffwechseltyp: Der individuelle Stoffwechseltyp eines Menschen kann den Grundumsatz beeinflussen. Ein schneller Stoffwechsel führt zu einem höheren Grundumsatz, während ein langsamer Stoffwechsel zu einem niedrigeren Grundumsatz führen kann.

Umgebungsbedingungen: Die Umgebungstemperatur kann den Grundumsatz beeinflussen. Bei kalten Temperaturen muss der Körper mehr Energie aufwenden, um sich warm zu halten, was zu einem höheren Grundumsatz führen kann.

Gesundheitszustand: Krankheiten, Infektionen oder Verletzungen können den Grundumsatz beeinflussen, da der Körper in solchen Zuständen zusätzliche Energie zur Regeneration und Heilung benötigt.

Hormonhaushalt: Hormonelle Veränderungen, wie sie beispielsweise während der Schwangerschaft oder in den Wechseljahren auftreten, können den Grundumsatz beeinflussen.

Goldene Regel in Bezug auf den Grundumsatz:

Du solltest deinen Grundumsatz bei einer Diät niemals unterschreiten!

Wieso?

Bei einer Diät zur Gewichtsreduktion nimmst du bewusst weniger Energie zu dir, als du verbrauchst, indem du weniger isst. Du solltest jedoch nie mit der Kalorienzufuhr unter deinen Grundumsatz geraten!

Wenn du unter deinem Grundumsatz isst, passt sich dein Körper an diese niedrigere Energiezufuhr an und schaltet in den „**Sparmodus**" – den sogenannten **Hungerstoffwechsel**. Dies ist ein **natürlicher Schutzmechanismus**, bei dem der Körper versucht, so viel Energie wie möglich einzusparen, um möglichst lange mit der begrenzten Zufuhr auszukommen. Dies äußert sich in einer Reduzierung des Energieverbrauchs bei grundlegenden Körperfunktionen, die zwar wichtig, aber nicht lebensnotwendig sind.

Ein Beispiel dafür ist die Regelblutung bei Frauen und die Potenz bei Männern, die unter einem Energiemangel leiden können. Der Körper spart Energie, indem er diese Funktionen einschränkt oder sogar ganz einstellt, um Ressourcen zu sparen.

Wenn du dann wieder normal isst, hast du möglicherweise einen geringeren Grundumsatz, da sich dein Körper an die niedrigere Energiezufuhr gewöhnt hat. Deine Leistungsfähigkeit ist möglicherweise beeinträchtigt und du neigst dazu, in einen Kalorienüberschuss zu geraten. Dies kann zu einer Gewichtszunahme führen und sogar zum gefürchteten Jo-Jo-Effekt, bei dem du mehr Gewicht zunimmst, als du zuvor abgenommen hast. Das liegt daran, dass dein Körper nach dem Hungerstoffwechsel dazu neigt, überschüssige Kalorien als Fett zu speichern, um sich auf zukünftige Energieknappheit vorzubereiten. Daher ist es kontraproduktiv, den Grundumsatz bei einer Diät zu unterschreiten, da dies langfristig zu unerwünschter Gewichtszunahme führen kann.

BELEG DURCH STUDIEN:

Eine Studie aus dem Jahr 2015, veröffentlicht in der Fachzeitschrift „Obesity Reviews", fand heraus, dass bei stark kalorienreduzierten Diäten der Grundumsatz signifikant reduziert sein kann. In dieser Studie wurden verschiedene Arten von Diäten, einschließlich sehr kalorienarmer Diäten, untersucht, und es wurde gezeigt, dass der Grundumsatz nachhaltig gesenkt werden kann, wenn man über einen längeren Zeitraum hinweg zu wenig isst.

Eine weitere Studie aus dem Jahr 2012, veröffentlicht in der Zeitschrift „The American Journal of Clinical Nutrition", untersuchte den Zusammenhang zwischen kalorienreduzierter Ernährung und dem Grundumsatz bei übergewichtigen Personen. Die Studie ergab, dass nach einer 10-wöchigen kalorienreduzierten Diät der Grundumsatz signifikant gesenkt war, was auf eine Anpassung des Körpers an den Kalorienmangel hinweist.

LEISTUNGSUMSATZ

Der Leistungsumsatz ist eine Maßzahl für die Gesamtmenge an Energie, die du während eines bestimmten Zeitraums durch körperliche Aktivitäten verbrauchst. Er umfasst die Energie, die du für körperliche Aktivitäten wie Sport, Arbeit, Haushaltsaufgaben, Bewegung und andere physische Aktivitäten benötigst, zusätzlich zum Grundumsatz, der die Energie für die grundlegenden Körperfunktionen im Ruhezustand abdeckt. Der Leistungsumsatz variiert je nach Aktivitätsniveau, Alter, Geschlecht, Körperzusammensetzung und anderen individuellen Faktoren.

Beeinflussung des Leistungsumsatzes durch Muskelbeanspruchung:

Die Muskelbeanspruchung, also die Aktivität und Anstrengung der Muskulatur, hat einen direkten Einfluss auf den Leistungsumsatz. Je mehr deine Muskeln beansprucht werden, desto mehr Energie verbrauchen sie, um ihre Funktionen zu erfüllen. Wenn du beispielsweise körperlich aktiv bist und Übungen machst, bei denen deine Muskeln arbeiten, wie z. B. Krafttraining oder Ausdauertraining, erhöht sich dein Leistungsumsatz, da mehr Energie benötigt wird, um die muskuläre Aktivität aufrechtzuerhalten.

Ein bildliches Beispiel zur Verdeutlichung wäre ein Auto, das mit unterschiedlicher Geschwindigkeit fährt. Je schneller das Auto fährt, desto mehr Treibstoff (Energie) wird verbraucht, um die Bewegung aufrechtzuerhalten. Genauso verhält es sich mit dem Leistungsumsatz und der Muskelbeanspruchung. Je intensiver und häufiger du deine Muskeln beanspruchst, desto mehr Energie wird benötigt, um diese Aktivitäten auszuführen und somit erhöht sich dein Leistungsumsatz.

Zusätzlich erhöht mehr Muskelmasse auch den Leistungsumsatz. Muskeln sind aktive Gewebe, die Energie benötigen, um aufrechtzuerhalten zu werden. Je mehr Muskelmasse du hast, desto mehr „Ofen“ (Muskulatur) hast du in deinem Körper, der permanent Energie verbrennt, auch im Ruhezustand. Dadurch erhöht sich dein Leistungsumsatz, da mehr Energie für den Erhalt der Muskelmasse benötigt wird. Das bedeutet, dass Menschen mit mehr Muskelmasse in der Regel einen höheren Leistungsumsatz haben als solche mit weniger Muskelmasse, was ihnen helfen kann, mehr Kalorien zu verbrennen und somit ihre Stoffwechselrate zu erhöhen.

Beeinflussung des Leistungsumsatzes durch Temperaturregulierung

Die Temperaturregulierung des Körpers, also der Prozess, bei dem der Körper seine Körpertemperatur auf einem konstanten Niveau hält, beeinflusst auch den Leistungsumsatz. Wenn die Umgebungstemperatur niedriger ist als die Körpertemperatur, muss der Körper mehr Energie aufwenden, um sich warm zu halten. Umgekehrt, bei höheren Umgebungstemperaturen muss der Körper mehr Energie aufwenden, um sich abzukühlen.

Ein Beispiel zur Verdeutlichung ist ein Thermostat in einem Raum. Wenn die Raumtemperatur zu niedrig ist, wird die Heizung eingeschaltet, um die Temperatur auf dem gewünschten Niveau zu halten. Die Heizung verbraucht Energie, um die Temperatur im Raum zu erhöhen. Genauso verhält es sich mit dem Leistungsumsatz des Körpers. Wenn die Umgebungstemperatur niedriger ist, erhöht der Körper seinen Energieverbrauch, um seine Körpertemperatur aufrechtzuerhalten.

Ein weiteres Beispiel ist Schwitzen. Bei erhöhten Temperaturen schwitzt der Körper, um sich abzukühlen. Dieser Prozess erfordert Energie, da die Schweißdrüsen aktiviert werden, um Schweiß zu produzieren, und die Verdunstung des Schweißes Energie verbraucht. Dieser erhöhte Energieverbrauch durch die Temperaturregulierung kann den Leistungsumsatz beeinflussen.

Es ist wichtig zu beachten, dass die Beeinflussung des Leistungsumsatzes durch die Temperaturregulierung individuell unterschiedlich sein kann und von verschiedenen Faktoren abhängt, wie der Umgebungstemperatur, der Aktivitätsebene und der individuellen Stoffwechselrate.

Weitere Faktoren, die deinen Stoffwechsel beeinflussen können:

Neben Muskelbeanspruchung und Temperaturregulierung hier noch weitere Beispiele für Faktoren, die den Leistungsumsatz beeinflussen können.

Schwangerschaft: Während der Schwangerschaft benötigt der Körper zusätzliche Energie, um das Wachstum des Fötus, die Entwicklung der Gebärmutter und andere physiologische Veränderungen zu unterstützen. Der Leistungsumsatz kann daher während der Schwangerschaft erhöht sein.

Wachstum: In der Wachstumsphase, wie bei Kindern und Jugendlichen, ist der Energiebedarf aufgrund von Zellteilung, Knochenwachstum und anderen Entwicklungsprozessen erhöht. Dies kann den Leistungsumsatz beeinflussen und zu einem höheren Energieverbrauch führen.

Hormonelle Veränderungen: Hormonelle Veränderungen im Körper, wie z. B. hormonelle Stoffwechselstörungen oder Veränderungen im Hormonhaushalt durch medizinische Behandlungen, können den Leistungsumsatz beeinflussen.

DER GESAMTUMSATZ

Grundumsatz + Leistungsumsatz = Gesamtumsatz

Der Gesamtumsatz ist die Gesamtmenge an Energie, die dein Körper in einem bestimmten Zeitraum verbraucht, um alle seine Funktionen aufrechtzuerhalten und um körperliche Aktivitäten durchzuführen. Er setzt sich aus dem Grundumsatz und dem Leistungsumsatz zusammen.

So beeinflusst Muskelmasse deinen Kalorienverbrauch

Deine Muskelmasse spielt eine wichtige Rolle bei der Bestimmung deines Leistungsumsatzes, da Muskelgewebe mehr Energie benötigt als Fettgewebe, um es aufrechtzuerhalten. Das liegt daran, dass Muskeln im Ruhezustand (auch bekannt als Grundumsatz) mehr Kalorien verbrauchen als Fettgewebe.

Bildlich gesprochen kann man sich das wie einen Ofen vorstellen: Muskeln sind wie das Feuer im Ofen, das ständig Energie verbraucht, um zu brennen und Wärme zu erzeugen, während Fettgewebe wie die Holzscheite im Ofen ist, das weniger Energie benötigt, um zu verbrennen und weniger Wärme erzeugt. Je mehr „Feuer" (Muskelmasse) du in deinem Körper hast, desto mehr Energie (Kalorien) verbrennst du im Ruhezustand, was deinen Leistungsumsatz erhöht.

Wenn du also mehr Muskeln hast, wird dein Leistungsumsatz höher, da dein Körper mehr Energie benötigt, um diese Muskeln aufrechtzuerhalten. Dies bedeutet, dass du insgesamt mehr Kalorien verbrennst, auch wenn du inaktiv bist. Das ist einer der Gründe, warum Krafttraining und Muskelaufbau eine effektive Strategie sein können, um deinen Leistungsumsatz zu erhöhen und deinen Stoffwechsel anzukurbeln. Es hilft dir, mehr Kalorien zu verbrennen, auch wenn du nicht aktiv trainierst und kann somit positiv zur Gewichtskontrolle und zur Verbesserung deiner Fitness beitragen.

KALORIENDEFIZIT

Was ist ein Kaloriendefizit?

Ein Kaloriendefizit liegt vor, wenn die Energiezufuhr über die Nahrung geringer ist als der Energieverbrauch des Körpers. Es bedeutet, dass der Körper mehr Energie verbraucht, als er durch Nahrung aufnimmt. Ein Kaloriendefizit kann dazu führen, dass der Körper auf seine Energiereserven zugreift, um den Energiebedarf zu decken.

Was bewirkt ein Kaloriendefizit?

Im Zustand eines Kaloriendefizits fehlt deinem Körper Energie aus der Nahrung, die er unmittelbar verbrennen kann. Dies hat zur Folge, dass Energie aus den drei Energiespeichern gezogen wird. Der erste Energiespeicher, der als Reserve genutzt wird, sind die Kohlenhydratspeicher, also die Glykogenspeicher. Die Körperfettreserven werden in der Regel dann abgebaut, nachdem die Glykogenspeicher geleert sind, und als Letztes greift der Körper auf die Reserven der Muskelmasse zurück.

Man kann es sich folgendermaßen erklären: Der Körper geht grundsätzlich nach Funktionalität und Verfügbarkeit vor, er wägt also ab, was am lebenswichtigsten ist und auf was er als Erstes verzichten kann. Das, was du vor Kurzem erst zu dir genommen hast und was noch nicht final verarbeitet ist, also Kohlenhydrate aus dem Glykogenspeicher, steht zur schnellen Energiebereitstellung als Erstes zur Verfügung.

Anschließend wird abgewogen, welche Reserve von höherer Bedeutung ist: Muskel- oder Fettmasse. In der Regel (solange der Körperfettanteil im Normalbereich liegt) greift der Körper zunächst primär auf Fettreserven zurück und danach auf Muskelmasse. Das liegt daran, dass Muskelmasse generell eine funktionellere Bedeutung für die Leistungsfähigkeit hat.

Ein normaler Körperfettanteil kann mit einer verbesserten Insulinsensitivität, einem geringeren Risiko für metabolische Erkrankungen wie Typ-2-Diabetes und Herz-Kreislauf-Erkrankungen sowie einer verbesserten körperlichen Leistungsfähigkeit in Verbindung gebracht werden. Es ist jedoch wichtig zu beachten, dass die Gesundheit von vielen Faktoren abhängt und der Körperfettanteil allein nicht das einzige Kriterium für Gesundheit ist.

Männer: Ein Körperfettanteil von 10-22 % wird oft als Normalbereich betrachtet. Ein niedrigerer Wert kann auf eine zu geringe Fettmasse hinweisen, während ein höherer Wert auf ein erhöhtes Risiko für gesundheitliche Probleme hindeuten kann.

Frauen: Ein Körperfettanteil von 20-30 % wird oft als Normalbereich betrachtet. Frauen haben aufgrund von biologischen Unterschieden tendenziell einen höheren Körperfettanteil als Männer.

Die Optik des Körperfettanteils kann subjektiv sein und variiert je nach individuellem Geschmack und persönlichem Empfinden.

Allgemeine Richtwerte für den Körperfettanteil in Prozenten basierend auf dem Geschlecht und dem Fitnesslevel:

Männer:
Durchschnittlicher Körperfettanteil: 16-24 %
Niedriger Körperfettanteil (athletisch): 6-15 %
Sehr niedriger Körperfettanteil (Wettkampfsportler): unter 6 %

Frauen:
Durchschnittlicher Körperfettanteil: 20-30 %
Niedriger Körperfettanteil (athletisch): 16-25 %
Sehr niedriger Körperfettanteil (Wettkampfsportlerinnen): unter 16 %

Wie erreichst du ein Kaloriendefizit?

Indem du die Energie deines Grundumsatzes und Leistungsumsatzes zusammenrechnest (Gesamtumsatz) und dann darauf achtest, dass deine Energiezufuhr durch Nahrung unter dieser errechneten Kalorienanzahl liegt.

Wie hoch sollte das Kaloriendefizit sein?

Ein genereller Richtwert für die Gewichtsreduktion liegt bei einem Kaloriendefizit von 300-700 kcal pro Tag.

Ein höherer Gesamtumsatz, der sich aus Grundumsatz und Leistungsumsatz zusammensetzt, ermöglicht ein höheres Kaloriendefizit, da der Grundumsatz bei einem höheren Gesamtumsatz in der Regel auch höher ist. Dadurch wird der Grundumsatz weniger schnell unterschritten, selbst bei einem höheren Kaloriendefizit. Dies bedeutet, dass mehr Energie aus dem Leistungsumsatz, also aus Aktivitäten und Bewegung, verwendet wird, während der Körper immer noch ausreichend Energie für seine grundlegenden Funktionen bereitstellen kann.

Ein bildlicher Vergleich wäre, dass der Grundumsatz wie das Fundament eines Hauses ist, während der Leistungsumsatz wie das Dach ist. Ein höherer Gesamtumsatz bedeutet ein höheres Fundament und ein höheres Dach. Wenn das Fundament (Grundumsatz) höher ist, kann das Dach (Leistungsumsatz) auch höher sein, ohne dass das Haus (Körper) instabil wird. Das bedeutet, dass bei einem höheren Gesamtumsatz auch ein höheres Kaloriendefizit möglich ist, ohne dass die grundlegenden Körperfunktionen gefährdet werden.

Fettmasse in Muskelmasse umwandeln ohne Kaloriendefizit?

Es ist möglich, die Fettreduktion zu unterstützen, auch ohne ein Kaloriendefizit, indem man sich auf Krafttraining konzentriert. Durch regelmäßiges Krafttraining können Muskelmasse und -stärke erhöht werden. Mehr Muskelmasse im Körper erhöht den Grundumsatz, also die Energiemenge, die der Körper in Ruhe verbraucht, und kann somit indirekt zur Fettreduktion beitragen. Es ist jedoch wichtig zu beachten, dass Fett nicht direkt in Muskelmasse umgewandelt werden kann, da es sich um verschiedene Gewebetypen handelt. Ein ausgewogenes Ernährungskonzept, das den individuellen Bedürfnissen entspricht, ist weiterhin wichtig, um langfristige Erfolge bei der Fettreduktion zu erzielen.

BERECHNUNG DER OPTIMALEN KALORIENANZAHL

Mit Apps:

Tracking von Energiezufuhr und -verbrauch:

Die Energiezufuhr kannst du mithilfe der Kontrolle mit diesen Apps so gering halten, dass du das für dich und deine Ziele passende Kaloriendefizit erreichst.

Da die Apps auf Theorie basieren und jeder Körper individuell leicht von den grundlegenden Formeln abweichen kann, kann es hier auch manchmal zu Ungenauigkeiten oder Abweichungen kommen. Um deine individuellen optimalen Werte also herauszufinden und wie dein Körper auf entsprechende Energiezufuhr reagiert, empfehle ich immer die Kontrolle, um sicherzugehen, dass die ermittelten Werte auch für dich und dein angestrebtes Ziel effektiv und zielführend sind.

Wie du kontrollieren kannst, ob die von den Apps bestimmten Werte für dich passend sind:

Du kannst deine Ergebnisse und die Richtigkeit der Werte beispielsweise durch regelmäßiges Wiegen kontrollieren. Angenommen, du arbeitest mit einem gezielten Kaloriendefizit von 500 kcal pro Tag, dann müsstest du in einem Monat ca. 2 kg an Fett verlieren, da 1 kg Körperfett 7000 kcal entspricht.

Wenn deine Waage diese Ergebnisse auch anzeigt, bestätigt das somit also die Richtigkeit der Berechnungen der Apps.

Eine andere Möglichkeit ohne Apps oder andere Berechnungssysteme, die Energiezufuhr und den Verbrauch zu berechnen, ist das Schätzen.

Zähle dazu so gut wie möglich die Kalorien, die du über den Tag hinweg zu dir nimmst (bei fast allen

Lebensmitteln ist der Kaloriengehalt pro 100g auf der Verpackung vermerkt), dann musst du nur noch ungefähr einschätzen, wie viel du von was gegessen hast. (Am Anfang, um reinzukommen und um ein Gefühl dafür zu bekommen, wiegst oder misst du die Mengen am besten ab.)

Nun kannst du einfach googeln, wie viele Kalorien in der Menge deines Lebensmittels sind.

Du wirst merken, dass du hier sehr schnell ein Augenmaß entwickelst und die Kalorienmenge, ohne nachzuschauen oder genau abzumessen oder zu wiegen, schon sehr gut abschätzen kannst.

Wenn du nun deinen Gesamtumsatz berechnest, indem du deinen Grundumsatz mit deinem Leistungsumsatz des Tages (den du durch die Richtwerte einschätzen kannst oder sogar ungefähr durch Tracking-Apps oder Uhren z.B. aufgezeichnet hast) addierst und davon deine gesamte Kalorienanzahl von allem, was du am Tag letztendlich zu dir genommen hast, abziehst, solltest du auf die Höhe deines angestrebten Kaloriendefizits kommen.

Heißt also, wenn du einen Grundumsatz von 1.419,6 kcal (wie im Beispiel im anderen Video) und einen Leistungsumsatz von 500 kcal hast (= Gesamtumsatz/-verbrauch von 1.919,6 kcal/Tag) und am Tag ca. 1.700 kcal durch Nahrung zu dir nimmst, liegt dein Kaloriendefizit bei ca. 219,6 kcal. Heißt also, die Kalorienaufnahme sollte nur so hoch sein, dass du die Höhe deines angestrebten Kaloriendefizits bei deinem Gesamtumsatz erreichst. Dementsprechend muss deine Nahrungsaufnahme also angepasst werden.

Bei dieser Schätzungsmethode bietet sich ebenfalls sehr gut die Kontrolle des Gewichtsverlusts mit der Waage an. Ist deine Gewichtsabnahme also im Einklang mit deinem errechneten Kaloriendefizit, weißt du, dass deine Kalkulationen stimmen.

Mengen abschätzen:

Ob du es am Ende mithilfe einer App trackst oder es selber abschätzt, wichtig ist, dass du ein gutes Gespür für Mengen bekommst, um auch ohne Waage z. B. im Restaurant abschätzen zu können, wie viel Gramm etwas ungefähr wiegt und um daraus folgend den Kaloriengehalt deines Essens abzuschätzen.

Versuche deswegen, wenn du die Möglichkeit zuhause hast, dein Essen so oft wie möglich abzuwiegen. Wenn du das eine Zeit lang gemacht hast, entwickelst du sehr schnell auch ohne immer abwiegen zu müssen ein Augenmaß und ein geschultes Auge für Mengen. Eine weitere Methode, die sich gut anbietet, vor allem wenn du unterwegs bist und keine Waage zur Verfügung hast, ist das ungefähre Abwiegen mit Esslöffeln, Teelöffeln, Tassen, Bechern, etc.

Hier sind ein paar **Richtwerte**, um ein ungefähres Gefühl für verschiedene Lebensmittel und ihr Gewicht zu bekommen.

Grundlegende Maßeinheiten:

Teelöffel (gehäuft): ca. 5-7 g
Teelöffel (gestrichen): ca. 3-5 g
Esslöffel (gehäuft): ca. 10-12 g
Esslöffel (gestrichen): ca. 8-10 g
Becher (z. B. Joghurtbecher, Kaffeetasse): ca. 150-200 g (flüssige oder feste Zutaten)
Tasse (normale Kaffeetasse): ca. 180-200 g (flüssige oder feste Zutaten)

Weitere Mengen-Richtwerte

Brot und Backwaren

Scheibe Brot 40 g (Mittelgroß)
Brötchen 45 g
Scheibe Toastbrot 30 g
Knäckebrot 10 g
Zwieback - 8 g

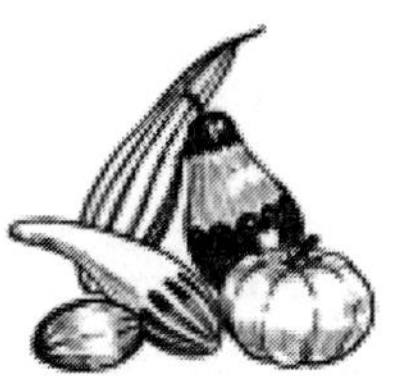

Obst und Gemüse

kl. Apfel, Birne - 120 g
Medium Apfel, Birne160 g
gr. Apfel, Birne 200 g
kl. Banane 125 g
gr. Banane 200 g
1 Orange 200 g
1 Grapefruit - 300
1 Pfirsich - 100 g
1 Fleisch Tomate - 50 g
1 Salatgurke - 400 g
1 Zwiebel - 50 g

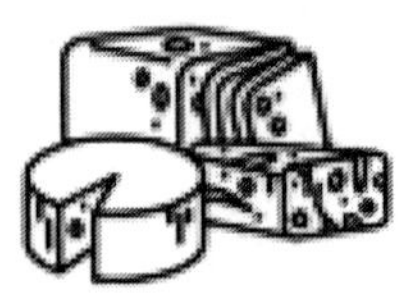

Wurst und Käse
1 Scheibe Käse 25 g
1 Scheibe Schinken 25 g
1 Scheibe gekochter Schinken 40 g
1 Scheibe Cornedbeef 30 g
1 Scheibe Roastbeef 30 g
1 kl. Scheibe Salami 5 g

MESSWERTE DOKUMENTIEREN UND PROZESS TRACKEN:

Deine Wahrnehmung von Gewichtsveränderungen und die Wahrnehmung von anderen in deinem Umfeld ist immer subjektiv. Deswegen solltest du deine Ergebnisse und Erfolge zusätzlich zum Blick in den Spiegel auch messen und dokumentieren.

Regelmäßiges Wiegen
(täglich) -> Um einen zuverlässigen Verlauf festhalten zu können, da gelegentliche kleine Schwankungen immer möglich und völlig normal sind.

Angezeigte Kilos notieren und den Verlauf beobachten.

Wichtig: Kleine Schwankungen sind ganz normal, da beispielsweise hormonelle Zyklen, Trinkmenge, Wassereinlagerungen usw. das Gewicht kurzfristig beeinflussen können. Mach dich also nicht verrückt. Es kommt auf den Gesamtverlauf über einen längeren Zeitraum an und nicht auf den einzelnen Tag.

Körper mit dem Maßband abmessen
1-mal pro Woche.
Miss deinen Körper an verschiedenen Stellen:

Oberschenkel: An der dicksten Stelle zwischen Knie und Hüfte.
Hüfte: Maßband liegt über der dicksten Stelle am Po.
Bauch: Knapp unter dem Bauchnabel.
Taille: An der schmalsten Stelle zwischen Bauchnabel und unterer Brust.
Brust: Direkt über der Brustwarze.
Arm: Dickste Stelle zwischen Schulter und Ellenbogen (ca. auf der Hälfte).

Die gemessenen Werte aufschreiben.

Fotografieren:
1-mal pro Woche.

Fotografiere dich aus verschiedenen Perspektiven:

Frontal, von **links**, von **rechts** und von **hinten.**

So kannst du eine perfekte Basis schaffen für Vorher/nachher-Vergleiche. Diese können dich z.B. auch motivieren, wenn du das Gefühl hast, kaum Unterschiede zu sehen.

Im Optimalfall, um die zuverlässigsten Ergebnisse zu erhalten, empfehle ich, alle diese Methoden zu kombinieren.

Das bedeutet: Jeden Tag wiegen, 1 x pro Woche Maß nehmen und 1 x pro Woche fotografieren.

MINDSET UND FEHLER IN BEZUG AUF DIE WAAGE UND DAS DOKUMENTIEREN VON MESSWERTEN:

Waage:

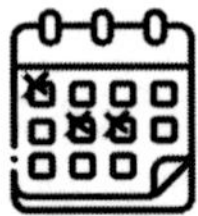

Du wiegst dich nicht nur sporadisch und unregelmäßig.

Wenn du dich zu selten wiegst, ist es schwierig, einen guten und zuverlässigen Verlauf deines Prozesses zu erstellen. Es ist normal, dass du nicht jeden Tag gleich wiegst und kleine Schwankungen hast. Ob es jedoch tägliche natürliche Schwankungen sind oder wirklich etwas mit deinem Prozess zu tun hat, kannst du nur differenzieren, wenn du dich auch jeden Tag wiegst. Ist es eine tägliche Schwankung, wirst du es bei täglichem Wiegen im Gesamtverlauf erkennen können und sehen, ob du dich dem Ziel im Wochen- oder Monatsdurchschnitt näherst und in welchem Ausmaß. Misst du dich jedoch beispielsweise nur einmal die Woche, kann es sein, dass du genau an einem Tag misst, an dem du aufgrund von hormonellen oder auch wassereinlagerungsbedingten Gründen mehr oder weniger wiegst. Wenn das nun dein einziger Wert der Woche ist, kann das schnell irreführend sein und es kann schwierig sein, einen zuverlässigen Prozess zu erkennen.

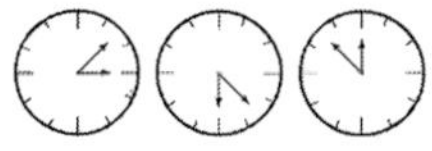

Du wiegst dich nicht zur gleichen Zeit.

Genauso wichtig wie sich regelmäßig zu wiegen ist es, sich im möglichst ähnlichen Zustand zu wiegen. Am besten bietet es sich hier an, sich jeden Tag direkt nach dem Aufstehen und nüchtern zu wiegen. Der Grund hierfür ist, dass du Einflussfaktoren wie z. B. was du gegessen hast, wie viel du dich bewegt hast, wie viel Salz du konsumiert hast oder auch wie viel du getrunken hast, möglichst klein halten kannst. Ganz ausschließen lassen sich diese Einflussfaktoren jedoch auch hier nicht. Behalte also gerne beim Blick auf die Waage im Hinterkopf, dass auch die Ernährung und Bewegung vom vorherigen Tag Einfluss auf dein Gewicht haben können und zu täglichen Schwankungen führen können.

Du machst dein Wohlbefinden von der Zahl auf der Waage abhängig.

Das ist eine absolut falsche Herangehensweise. Nicht nur, dass es ganz normal ist, dass das Gewicht unabhängig von deinem Fortschritt (sei es Fettreduktion oder Muskeldefinition ...) natürliche Schwankungen haben kann, auch dein Gewicht allein trifft keine verlässliche Aussage über Erfolg. Insbesondere beim Krafttraining und Muskelaufbau kann es sein, dass du Fett verlierst, aber aufgrund des gleichzeitigen Muskelaufbaus keinen großen Gewichtsverlust auf der Waage siehst. Und nicht nur das ... es kann sogar passieren, dass du optisch weniger massig wirkst, Fett abbauen, aber aufgrund des Muskelaufbaus sogar an Gewicht zunehmen kannst. Das hat einen einfachen Grund: Muskeln sind um ein Vielfaches schwerer als Fett!

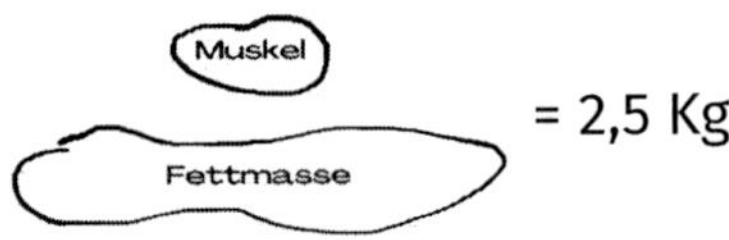

TRACKEN/MESSEN UND WIEGEN BRAUCHT KEINE DAUERLÖSUNG SEIN

Wenn du dir die ganzen Methoden mit dem Abwiegen von Essen, dem Ausrechnen von Kalorien und Makronährstoffen anhörst und dann noch das ständige Wiegen, Abmessen und Dokumentieren, ist das Erste, was dir wahrscheinlich in den Sinn kommt: Das kann ich niemals auf Dauer durchhalten und will ich auch nicht ... Verständlich! Und das musst du, beziehungsweise sollst du auch gar nicht. Langfristig ist natürlich das Ziel, einen ausgewogenen Lifestyle ohne das Gefühl von großem Verzicht oder zu viel Aufwand zu erreichen.

Diese Methoden sind nur dazu gedacht, dir ein Gefühl für deinen Konsum, deinen Bedarf und deinen Prozess zu geben. Nach einiger Zeit wirst du automatisch ein Gefühl dafür entwickeln, und es wird nicht mehr nötig sein, alles genau anzumessen, auszurechnen und zu dokumentieren. Genauso wirst du durch die bewusste Auswahl der Lebensmittel, die du konsumierst, und indem du dein Sättigungsgefühl besser verstehst und einordnen kannst, ein gutes intuitives Essverhalten entwickeln können.

WIRTSCHAFTEN MIT KALORIEN OHNE GROSSEN VERZICHT

Option 1: Ausgleichen über die Tagesbilanz
Variiere zwischen den einzelnen Mahlzeiten am Tag.

Beispiel:
Deine Tagesbilanz an Kalorien soll **1700 kcal** betragen, um dein gesetztes Defizit zu erreichen.

Du isst drei Mal am Tag und hast normalerweise eine Kalorienverteilung von:

Frühstück: **500 kcal**
Mittag: **600 kcal**
Abend: **600 kcal**

Jetzt möchtest du am Abend beispielsweise mit Freunden essen gehen oder hast ein Geschäftsessen und weißt, dass du dort entsprechend mehr Kalorien zu dir nimmst. Nun hast du die Möglichkeit, diese überschüssigen Kalorien von deinem Abendessen mit den anderen Mahlzeiten auszugleichen.

Das könnte z. B. so aussehen:
Frühstück: **300 kcal**
Mittag: **400 kcal**
Abend: **1000 kcal**

So musst du nicht auf dein Abendessen mit Freunden oder Geschäftspartnern verzichten, hast aber trotzdem dein Kaloriendefizit am Ende des Tages erreicht.
Wichtig:
Achte trotzdem darauf, dass du den Tag über keine Mahlzeit komplett auslässt, sondern sie einfach kleiner gestaltest. So vermeidest du, dass du beim Abendessen in einen Heißhungerzustand gerätst, also kein Sättigungsgefühl eintritt und du immer weiteressen könntest.

Option 2: Ausgleich über die 3-Tage-Bilanz
Variiere deine Kalorienzufuhr von Tag zu Tag:

Beispiel:
Dein tägliches Kalorienziel beträgt **1700 kcal**, um dein angestrebtes Kaloriendefizit zu erreichen. Doch an einem Tag bist du zum Beispiel zu einer Geburtstagsfeier eingeladen und möchtest auf den Kuchen und die leckeren Sachen am Buffet nicht verzichten. Das musst du auch nicht. Hier hast du die Möglichkeit, diesen Tag, an dem du mehr Kalorien als geplant zu dir nimmst, durch andere Tage auszugleichen.

Beispiel bei einer **Tagesbilanz von 1700 kcal**:

Tag der Geburtstagsfeier: 2100 kcal (+400 kcal)

Wähle 2 Tage davor/nachher oder einen Tag davor und einen danach aus, um diesen Überschuss wieder auszugleichen.

Ausgleichstag 1: 1500 kcal (-200 kcal)
Ausgleichstag 2: 1500 kcal (-200 kcal)

So musst du auch nicht komplett auf Geburtstagsfeiern mit Kuchen und Buffet verzichten, sondern kannst einfach den Überschuss an Kalorien in deiner 3-Tage-Bilanz wieder ausgleichen und trotzdem im Durchschnitt dein Kaloriendefizit erreichen.

Am besten ist es, wenn du diesen Ausgleich innerhalb von 3 Tagen beibehältst, eine Woche ist als Ausnahme auch in Ordnung. Es ist jedoch nicht sinnvoll, diese Methode über Wochen oder Monate hinweg anzuwenden, da sie dann ihre Wirksamkeit verliert.

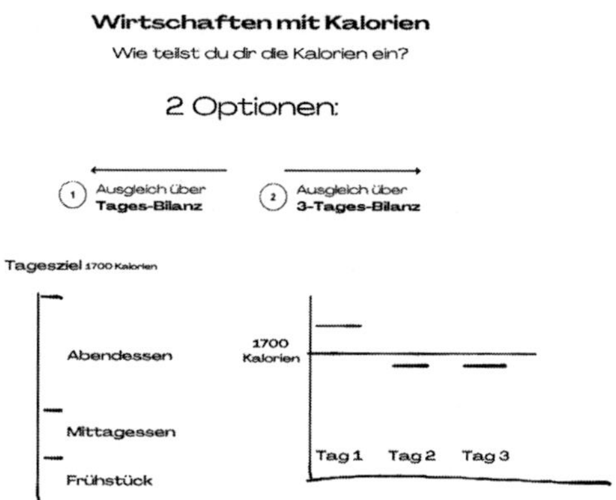

SÄTTIGUNG

Die meisten Menschen scheitern daran, ihr Kaloriendefizit einzuhalten oder ihre Diät durchzuhalten, weil sie hungrig werden und dann doch über die geplante Kalorienanzahl hinaus essen. Daher ist es einer der wichtigsten Bestandteile deiner Diät, dass du nach jeder Mahlzeit satt bist. Dies lässt sich durch ein wenig Hintergrundwissen, die richtigen Methoden und vor allem die richtigen Lebensmittel ganz einfach erreichen und hilft dir dabei, deine Ziele ohne Probleme zu erreichen.

GRUNDLEGENDE ARTEN DER SÄTTIGUNG:

Sättigung über Volumen:

Wenn sich dein Magen füllt, führt das zu einer Dehnung des Magens. Diese Dehnung wird über Rezeptoren, die in deiner Magenschleimhaut enthalten sind, wahrgenommen. Sie geben ein Signal an das Gehirn weiter, das ein Gefühl der Sättigung auslöst und dir sagt: „Du bist satt." Ein bildliches Beispiel hierfür ist, als ob dein Magen wie ein Ballon aufgeblasen wird.

Um in deiner Diät ein Sättigungsgefühl über Volumen zu erreichen, eignen sich Lebensmittel, die eine geringe Kaloriendichte haben. Das bedeutet, dass sie wenige Kalorien pro Volumeneinheit enthalten. So kannst du deinen Magen „vollfüllen" und gleichzeitig eine große Menge an Kalorien vermeiden, um dein Kaloriendefizit einzuhalten. Lebensmittel, die sich hier am besten eignen, sind zum Beispiel Obst und Gemüse. Du kannst mehr Gemüse und Obst in deine Gerichte integrieren, um von dieser Methode zu profitieren. Ein Teller mit buntem, frischem Gemüse oder eine Schüssel mit frischem Obst können dein Essen nicht nur optisch ansprechend machen, sondern auch ein angenehmes Sättigungsgefühl vermitteln.

Vorfüllen des Magens:

Du kannst deinen Magen im gewissen Maße vorfüllen – hier bietet es sich an, vor dem Essen Wasser oder andere kalorienlose/-arme Getränke zu trinken (z. B. 0,5 l) und deine Mahlzeiten mit Strategie aufzubauen. Du kannst zum Beispiel mit der Reihenfolge der Lebensmittel spielen. Fang mit den Lebensmitteln an, die eine geringe Kaloriendichte haben, wie zum Beispiel als Vorspeise einen Salat oder Gemüse, und arbeite dich dann nach und nach von den Lebensmitteln mit dem geringsten Kaloriengehalt bis zu denen mit dem höchsten vor. Du wirst merken, dass du automatisch weniger Kalorien zu dir nimmst, weil du, wenn du bei den kalorienreichen Lebensmitteln angekommen bist, bereits eine gewisse „Vorsättigung" erreicht hast und dein Magen nicht mehr so viel Kapazität hat, um von diesen Lebensmitteln noch viel zu dir nehmen zu können.

Hier ein bildliches Beispiel: Stell dir deinen Magen wie einen Ballon vor. Wenn du ihn zuerst mit salatähnlichen, kalorienarmen Lebensmitteln füllst, bleibt weniger Platz für kalorienreiche Lebensmittel wie beispielsweise Fleisch oder Desserts. Dadurch wirst du schneller satt, obwohl du insgesamt weniger Kalorien zu dir nimmst.

Wenn du also Probleme damit hast, bei deinem vorgenommenen Kaloriendefizit satt zu werden, ist dies die erste Stellschraube, mit der du spielen kannst, um trotz weniger Kalorien durch ausreichend Volumen satt zu werden.

Sättigung durch Protein:

Protein ist der sättigendste Grundnährstoff, der dich am effektivsten satt macht und dich am längsten satt hält. Hier ein bildliches Beispiel: Stell dir vor, du baust eine Mahlzeit aus einem proteinreichen Hähnchenbrustfilet, ein paar Erdnüssen und einer Portion Linsen zusammen. Diese Mahlzeit wird dich länger satt halten als eine Mahlzeit mit hohem Kohlenhydrat- oder Fettgehalt.

Protein hilft auch dabei, deinen Blutzuckerspiegel konstant bzw. niedrig zu halten. Das ist wichtig für die Fettverbrennung, da bei einem bestimmten Blutzuckerwert das Hormon Glukagon im Körper ausgeschüttet wird. Glukagon ist dafür verantwortlich, eingelagertes Fett aus Fettzellen in Energie umzuwandeln. Bei einem zu hohen Blutzuckerwert wird die Ausschüttung von Glukagon jedoch verhindert.

Darüber hinaus verhindert ein konstanter Blutzuckerspiegel Heißhungerattacken und den Drang nach Zucker. Du fühlst dich auch energiegeladener. Proteinhaltige Lebensmittel wie Pute, Erdnüsse und Linsen können dir dabei helfen, länger satt zu bleiben und deine Ziele bei der Gewichtsabnahme oder Ernährungsumstellung besser zu erreichen.

Eine Studie aus dem Jahr 2015, veröffentlicht in der Zeitschrift „Obesity“, fand heraus, dass eine Ernährung mit höherem Proteingehalt zu einer verbesserten Sättigung und einem verringerten Hungergefühl führen kann. Dies kann dazu beitragen, dass man sich während einer kalorienreduzierten Diät länger satt fühlt und weniger anfällig für Heißhungerattacken ist, was zur Nachhaltigkeit des Abnehmens beitragen kann.

Sättigung durch Ballaststoffe:

Ballaststoffe, auch als Nahrungsfasern bekannt, sind unverdauliche Substanzen in pflanzlichen Lebensmitteln. Anders als andere Stoffe werden sie nicht im Dünndarm zersetzt, sondern gelangen unverändert in den Dickdarm, wo sie sich mit Wasser vollsaugen und aufquellen. Dieser Verdauungsprozess sorgt dafür, dass du länger satt bleibst und verlangsamt zudem den Anstieg deines Blutzuckerspiegels.

Ballaststoffhaltige Lebensmittel sind unter anderem Gemüse, Obst, Vollkornprodukte und Hülsenfrüchte.

Es ist zu beachten, dass Ballaststoffe 2 kcal pro 1g enthalten.

DAS RICHTIGE ESSEN:

Welche Lebensmittel eignen sich besonders gut zum Abnehmen und was solltest du in deinen Alltag integrieren?

Gemüse und Obst eignen sich sehr gut, um auch mit wenig Kalorien eine Sättigung zu erzielen (Sättigung über Volumen).
Hierbei gerne 200-400g Gemüse und 200-300g Obst pro Tag.

Beispiele:
Gemüse: Gurke, Brokkoli, Aubergine, Tomate, Zucchini, Spargel, Karotten ...

Obst: Apfel, Banane, Beeren, Grapefruit, Kirschen, Kiwi, Maracuja, Melone, Orange.

Vollkornprodukte, da sie besonders ballaststoffreich sind (Sättigung durch Ballaststoffe).

Beispiele:
Hafer, Quinoa, Dinkel, Bulgur, Gerste, Naturreis.

Hülsenfrüchte (Sättigung durch Ballaststoff- und Proteinreichtum) bieten sich gerade für Veganer/Vegetarier als Proteinquelle an.

Beispiele für Hülsenfrüchte:
Linsen, Kichererbsen, weiße Bohnen, schwarze Bohnen, Erbsen, Sojabohnen.

Proteinquellen (Sättigung durch Protein).

Beispiele:
Thunfisch, Tofu, Hühnchen, Magerquark, Harzer Käse, Feta, Lachs, Eier, fettarmer Joghurt/Soja-Joghurt, Nüsse.

Lebensmittel, die du eher meiden solltest:
Produkte mit hohem Zuckergehalt – zum einen kann zu viel Zucker gesundheitliche Probleme fördern + häufig sind in diesen Produkten auch viele Kalorien enthalten (vor allem industriell hergestellte Lebensmittel, z. B. leere Kalorien).

Süßigkeiten wie Schokoladenriegel, Nugat, Gummibären, aber achte auch bei Fertigprodukten auf den Zuckergehalt. Oft stecken in vielen Produkten, bei denen man es nicht erwartet, viel versteckter Zucker – achte also immer auch auf die auf der Packung angegebenen Werte.

Fetthaltige Produkte – da Fette, wie bereits erwähnt, die höchste Kaloriendichte im Vergleich zu den anderen Grundnährstoffen haben (910 Kcal pro 100 g im Vergleich zu Eiweiß/Kohlenhydraten mit ca. 410 Kcal pro 100 g).

Bei Produkten, die einen hohen Fettgehalt haben, solltest du vorsichtig sein – natürlich macht es einen Unterschied, welcher Typ von Fett in dem Produkt enthalten ist, aber gerade Produkte wie fetthaltige Milchprodukte, Chips, Butter, Schmalz, Speck, Wurst, Fertigsoßen und auch Fertigprodukte wie Tiefkühlpizza etc. solltest du meiden.

TRINKEN UND FÜLLE DES MAGENS

Weniger Flüssigkeit = mehr Hunger
Mehr Flüssigkeit = weniger Hunger (Sättigung durch Volumen)

Flüssigkeit füllt den Magen und nicht nur das, viele verwechseln oft das Gefühl von Durst mit Hunger und werden dadurch dazu verleitet, mehr zu essen = schnell mehr Kalorien am Tag.

Es wird mindestens 2-3 l pro Tag empfohlen.
Eine gute Möglichkeit, um nicht nur einfacher den Flüssigkeitsbedarf des Körpers decken zu können, sondern gleichzeitig auch eine schnellere Sättigung zu fördern und einen höheren Genuss beim Essen zu ermöglichen, ist, vor jedem Essen zusätzlich 0,5 l Wasser zu trinken.

Angenommen, du isst 3 x am Tag, dann hast du durch diese Routine schon mal 1,5 l deines Flüssigkeitshaushaltes abgedeckt und verhinderst auch, dass du im Alltagsstress vergisst, regelmäßig zu trinken.

Ein weiterer Vorteil ist, dass du zum einen dein Essen von vornherein genießen kannst, weil dein Körper durch die bereits vorhandene Fülle keinen Heißhunger verspürt und erst versucht, den Magen bis zu einem gewissen Grad zu füllen, um dann erst Genuss wahrnehmen zu können.

Außerdem setzt dein Sättigungsgefühl viel früher ein, da die Rezeptoren in deinem Magen, die das Sättigungsgefühl verursachen, auf Dehnung des Magens reagieren. Wenn also eine gewisse Dehnung durch Wasser bereits vorhanden ist, benötigst du weniger Volumen durch dein

Essen bis diese Rezeptoren die entsprechenden Signale der Sättigung an dein Gehirn weiterleiten.

Was zählt alles in die 2-3 l Flüssigkeit pro Tag? – Die Flüssigkeitsbilanz

So gut wie alles, was du an Flüssigkeit zu dir nimmst:

Wasser, Tee, aber auch Kaffee (der nicht – wie von vielen angenommen – einen entwässernden Effekt hat), Zero-Getränke, Säfte und Softdrinks (allerdings nicht empfehlenswert, da sie einen hohen Kalorien- und Zuckergehalt haben.)

Der BDI-Bundesverband deutscher Internisten hat dies wissenschaftlich belegt.

Eine Ausnahme ist Alkohol, wegen seiner dehydrierenden Wirkung, weil er das Hormon (ADH) hemmt, das für die Regulierung des Wasserhaushaltes im Körper zuständig ist.

Es gibt einige Studien, die darauf hinweisen, dass das Trinken von Wasser oder anderen kalorienarmen Flüssigkeiten vor oder während einer Mahlzeit zu einer Verringerung der Nahrungsaufnahme führen kann. Hier sind einige Beispiele:

1. Eine Studie aus dem Jahr 2010, veröffentlicht im „Obesity“ Journal, ergab, dass Erwachsene, die vor einer Mahlzeit 500 ml Wasser tranken, im Vergleich zu denen, die es nicht taten, weniger Kalorien während der Mahlzeit konsumierten.

2. Eine Studie aus dem Jahr 2011, veröffentlicht im „Journal of the American Dietetic Association", zeigte, dass Kinder und Jugendliche, die vor einer Mahlzeit Wasser tranken, weniger Kalorien während der Mahlzeit zu sich nahmen als diejenigen, die es nicht taten.
3. Eine Studie aus dem Jahr 2013, veröffentlicht im „Appetite" Journal, untersuchte die Wirkung von Wasser und kalorienfreien Getränken auf die Nahrungsaufnahme von älteren Erwachsenen und fand heraus, dass das Trinken von Wasser vor einer Mahlzeit die Nahrungsaufnahme reduzierte.

HUNGER UND HEISSHUNGER

Das ist „Hunger":

Hunger ist grundsätzlich erst mal eine sehr wichtige und lebensnotwendige Funktion des Körpers. Er macht darauf aufmerksam, dass dein Körper jetzt Nahrung zur Energiegewinnung braucht. Das Hungergefühl wird vom Hunger sowie dem Sättigungszentrum im Hypothalamus (Teil des Zwischenhirns) gesteuert. Das Gehirn wertet die einkommenden Informationen aus und bewertet dann das Gleichgewicht zwischen Energieverbrauch und Nahrungsaufnahme – bei Energiedefizit wird dann das Hungergefühl ausgelöst.

Der Blutzuckerspiegel reguliert den Hunger.

Der Blutzucker – die Glukose (Traubenzucker) – ist ein einfaches (also einkettiges) Kohlenhydrat, das du aufnimmst und der wichtigste Energielieferant unseres Körpers. Es wird entweder sofort in Energie umgewandelt oder zunächst in Zellen in Form von Glykogen gespeichert, welche dann die Glykogenspeicher darstellen. Je weniger Glukose im Blut zirkuliert (also je niedriger der Blutzuckerspiegel), desto größer ist das Gefühl von Hunger. Der Körper gewinnt Glukose aus Nahrung und verarbeitet sie je nach chemischer Zusammensetzung unterschiedlich schnell, da die verschiedenen Formen unterschiedlich komplex zu verdauen sind.

VERSCHIEDENE ARTEN VON KOHLENHYDRATEN IN BEZUG AUF DEN BLUTZUCKERSPIEGEL:

Einfache (einkettige) Kohlenhydrate

wie z. B. Traubenzucker, Haushaltszucker, Honig, Schokolade, Limonade und andere Süßigkeiten oder auch Weißmehlprodukte werden schnell verarbeitet, stellen deinem Körper sehr schnell Energie zur Verfügung und lassen den Blutzuckerspiegel schnell ansteigen. Wenn du beispielsweise eine große Menge an süßer Limonade trinkst, steigt dein Blutzuckerspiegel schnell an. Als Reaktion darauf schüttet die Bauchspeicheldrüse Insulin aus, um den Blutzucker zu regulieren. Allerdings braucht das Insulin etwas Zeit, um ausgeschüttet zu werden und in den Blutkreislauf zu gelangen. In der Zwischenzeit kann der Blutzuckerspiegel bereits wieder leicht gesunken sein. Das führt dazu, dass zu viel Insulin im Verhältnis zum aktuellen Blutzuckerspiegel vorhanden ist, was zu einer Unterzuckerung führen kann.

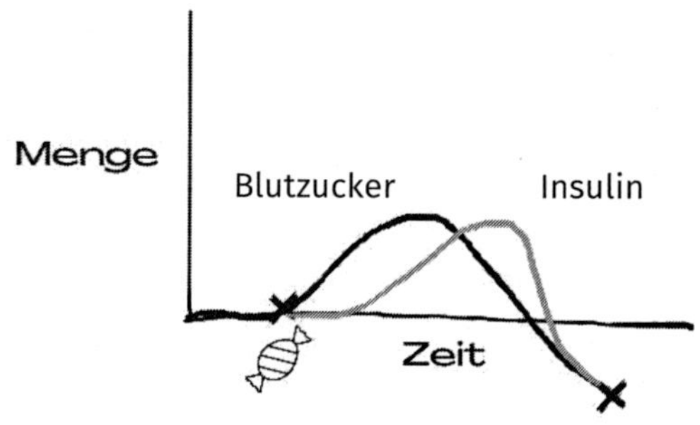

Komplexe (also mehrkettige) Kohlenhydrate wie Vollkornprodukte, Hülsenfrüchte, Gemüse und Obst sind aufwendiger in ihre Bestandteile zu zerlegen und fordern größere Verdauungsarbeit. Sie sind wesentlich effektiver für die Energieversorgung, da die Verarbeitung länger anhält und über einen längeren Zeitraum stetig kleinere Energiemengen freisetzt, die dem Körper dann zur Verfügung stehen. Im Gegensatz zu den einfachen Kohlenhydraten sorgen komplexe Kohlenhydrate für ein konstantes Energielevel über einen längeren Zeitraum. Der Blutzuckerspiegel schwankt aufgrund der konstanten Freisetzung von kleineren Energiemengen nicht stark, was zu keinem starken Abfall durch eine hohe Insulinausschüttung führt. Dies verhindert Unterzuckerung und das Gefühl von Heißhunger aufgrund eines starken Abfalls des Blutzuckerspiegels.

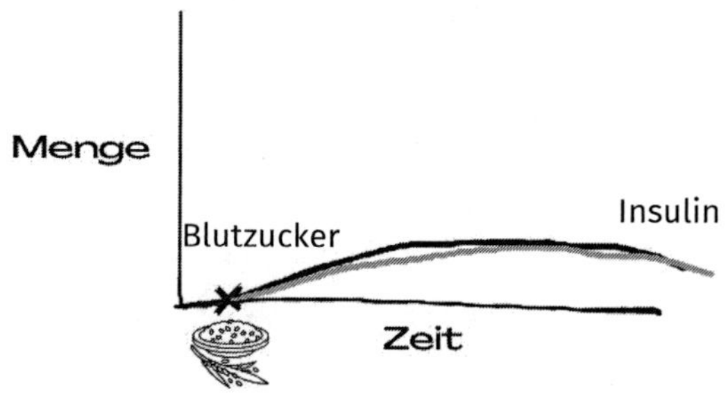

STÖRUNGEN DES HUNGERGEFÜHLS: URSACHEN UND LÖSUNGEN

Wenn im Hunger-Sättigungszentrum eine Regulationsstörung vorliegt, kann dies zu Krankheiten wie Adipositas oder Bulimie führen.
Mögliche Ursachen für Störungen/Irritationen können sein:

Häufige Diäten, die den Stoffwechsel irritieren.
Zu schnelles Essen, das dem Sättigungsgefühl nicht genug Zeit gibt, einzusetzen.
Trauer, Anspannung oder Stress – psychische Probleme.
Zu wenig Schlaf/Regeneration.
Zu wenig Trinken
Zu viel Ablenkung beim Essen (z. B. durch Scrollen am Handy, Fernsehen, anregende Gespräche).
Falsches Einordnen des Hungergefühls (z. B. Vertauschen von Hunger und Appetit).

So ordnest du dein Gefühl in Bezug aufs Essen richtig ein:

(Heißhunger, Hunger, Appetit, Sättigung, Überessen)

Heißhunger
Sehr starkes Hungergefühl, du verspürst einen auffallend ausgeprägten Drang nach Essen mit hohem Kaloriengehalt und hast besonders Lust auf spezielle Lebensmittel (klassische Beispiele: Süßigkeiten, besonders salziges oder auch fettiges Essen).

Deine Gedanken:
Ich brauche dringend und sofort etwas zu essen und kann an nichts anderes mehr denken.

Hunger

Der Magen fühlt sich leer an, der Körper verliert an Energie, du fühlst dich langsam schlapp, deine Konzentration lässt nach und vielleicht knurrt sogar dein Magen. (Alles ein Zeichen für ein Energiedefizit und ein Zeichen des Körpers, dass er etwas zu essen braucht.)

Deine Gedanken:

Ich fühle mich schlapp und kann mich nicht mehr gut konzentrieren, mein Magen fühlt sich leer an und ich denke ständig ans Essen.

Appetit

Appetit entsteht oft durch externe Einflüsse. Du riechst oder siehst z. B. etwas Leckeres und verspürst plötzlich Lust darauf. Manchmal kann Appetit aber auch durch Erinnerungen an z. B. deinen letzten Kochabend mit Freunden oder Vorstellungen, Vorfreude auf etwas entstehen. Du denkst primär über das Genusserlebnis, wie Geschmack, Geruch oder auch Konsistenz des Essens nach.

Deine Gedanken:

Hmm, wie das lecker duftet ...

Ach, der Abend gestern mit der leckeren Pasta, die wir gekocht haben, war so schön. Da hätte ich jetzt wieder Lust drauf.

Oh, was hat mein Kollege denn da auf seinem Platz stehen? Das sieht ja lecker aus.

Ich freue mich schon so auf das Dinner nachher. Die Gerichte klingen alle so lecker ... ich würde sie am liebsten jetzt schon bestellen.

Sättigung
Dein Hunger ist gestillt, deine Konzentration, Wohlbefinden und Energie kommen langsam zurück. Du fühlst dich gut und bereit, die nächsten Herausforderungen zu meistern. Du verspürst kein Verlangen mehr, dein Energiedefizit ausgleichen zu müssen.

Deine Gedanken:
Jetzt fühle ich mich richtig gestärkt und wohl.

Überessen
Du hast über das Sättigungsgefühl hinaus gegessen, fühlst dich schlapp, müde, verspürst Druck oder Völlegefühl oder sogar Schmerzen und Übelkeit.

Deine Gedanken:
Das war viel zu viel. Ich habe das Gefühl, ich brauche die nächsten Tage nichts mehr zu essen.
Mein Bauch tut so weh ...
Jetzt könnte ich erst mal ein Verdauungsschläfchen gebrauchen.

HEISSHUNGER UND SEINE URSACHEN UND WIE DU ES VERMEIDEST:

Ursachen für Heißhunger können sowohl physisch als auch psychisch bedingt sein.

Mögliche Auslöser:
Zu wenig Schlaf
Bei zu wenig Schlaf fühlen wir uns müde und energielos. Der Körper ist nicht ausreichend regeneriert und produziert mehr vom appetitanregenden Hormon Ghrelin. Dadurch wird unserem Gehirn das Signal gegeben, sich die fehlende Energie aus energiereicher Nahrung

zu holen, um der fehlenden Regeneration entgegenzuwirken. Parallel dazu sinkt die Produktion des Hormons Leptin, das unter anderem für das Sättigungsgefühl in unserem Körper verantwortlich ist. Dadurch kann es zu einer Irritation und Störung deines Sättigungsgefühls kommen.

Studie „The neural underpinnings of the hunger-sleep connection: A role for amygdala-midbrain coupling“ (St-Onge et al., 2014): In dieser Studie wurden die Gehirnaktivitäten von Teilnehmern während eines Tages mit normalen Schlafenszeiten und eines Tages mit Schlafmangel untersucht. Die Ergebnisse deuteten darauf hin, dass Schlafmangel zu einer erhöhten Aktivität im Amygdala-Bereich des Gehirns führte, was mit einem verstärkten Verlangen nach Nahrung, insbesondere kalorienreichen Lebensmitteln, in Verbindung gebracht wurde.

Studie „Effects of Experimental Sleep Restriction on Weight Gain, Caloric Intake, and Meal Timing in Healthy Adults“ (Nedeltcheva et al., 2010): Diese Studie untersuchte die Auswirkungen von Schlafrestriktion auf Gewichtszunahme, Nahrungsaufnahme und Mahlzeitenzeiten. Die Ergebnisse zeigten, dass Schlafrestriktion zu einer erhöhten Kalorienaufnahme, insbesondere von Snacks nach dem Abendessen, führte.

Emotionen wie Wut, Trauer, Angst und andere
können ebenfalls Heißhunger auslösen. Beim Essen schüttet unser Körper das Glückshormon Dopamin aus, das eine kurzzeitige positive Stimmung erzeugen

kann. Dieses Phänomen wurde durch wissenschaftliche Forschungsergebnisse unterstützt.

Studien haben gezeigt, dass Emotionen einen direkten Einfluss auf unser Essverhalten haben können. Emotionales Essen ist ein weitverbreitetes Phänomen, bei dem Menschen in emotional belastenden Situationen dazu neigen, Essen als eine Art Bewältigungsmechanismus zu verwenden. Insbesondere bei negativen Emotionen wie Liebeskummer, Stress oder Frustration kann Heißhunger entstehen. In solchen Momenten greifen viele Menschen instinktiv zu hochkalorischen, oft ungesunden Snacks wie Schokolade, Eis oder anderen Trost-Nahrungsmitteln, um vorübergehend positive Gefühle zu erzeugen.

Ein Beispiel dafür ist das Phänomen des sogenannten „Comfort Food", bei dem Menschen in emotional belastenden Situationen nach bestimmten Nahrungsmitteln greifen, die sie mit positiven Erinnerungen oder Trost verbinden. Dieses Verhalten wurde mit der Freisetzung von Dopamin im Gehirn in Verbindung gebracht, was zu einer vorübergehenden Verbesserung der Stimmung führen kann.

Eine Studie aus dem Jahr 2007, veröffentlicht im „International Journal of Eating Disorders", zeigte, dass Menschen, die unter Trauer oder emotionalem Stress litten, eher zu Heißhunger und übermäßigem Essen neigten, insbesondere von Nahrungsmitteln mit hoher Kaloriendichte.

Das steht im nahen Zusammenhang mit der weiteren Ursache:

Essen als Belohnung

Eine häufige Gewohnheit ist das Verwenden von Essen, wie z. B. Eis oder Süßigkeiten, als Belohnung nach einem anstrengenden Tag oder nach Erfolgen. Wissenschaftliche Studien haben gezeigt, dass der Körper sich schnell an diese Art von Belohnungsgewohnheiten gewöhnen kann und automatisch an Essen denkt, insbesondere an bestimmte Snacks oder Getränke wie ein Glas Wein, wenn Erfolge erzielt oder Ziele erreicht wurden.

Ein Beispiel dafür ist die Verknüpfung von bestimmten Lebensmitteln mit positiven Emotionen oder Ereignissen. Dieser Mechanismus beruht auf der Freisetzung von Neurotransmittern im Gehirn, die für die Regulation von Stimmungen und Emotionen verantwortlich sind. Bei wiederholter Verwendung von Essen als Belohnung können diese Neurotransmitter Verbindungen im Gehirn bilden, die zu einem Drang oder einer Lust auf bestimmte Lebensmittel führen, wenn bestimmte Ereignisse oder Emotionen auftreten.

Diese Verhaltensmuster können sich zu Gewohnheiten und schließlich zu Routinen und Automatismen entwickeln. Der Körper kann eine Art Konditionierung erfahren, bei der er auf bestimmte Reize, wie Erfolge oder positive Emotionen, mit einem Verlangen nach bestimmten Nahrungsmitteln reagiert, die zuvor als Belohnung verwendet wurden.

Herman, C.P., & Polivy, J. (2008). External Cues in the Control of Food Intake in Humans: The Running and Weighting of Cues. Physiology & Behavior, 93(6), 958-963.

Diese Studie untersuchte, wie externe Reize, einschließlich Belohnung, das Essverhalten beeinflussen. Sie ergab, dass externe Reize, die mit Essen als Belohnung verknüpft sind, das Essverhalten beeinflussen können und zu einem verstärkten Verlangen nach bestimmten Lebensmitteln führen können.

Ein zu hohes Kaloriendefizit

Nimmst du über längere Zeit zu wenig Kalorien zu dir, schaltet dein Körper automatisch in eine Art „Sparmodus“ – wie ich am Anfang bereits in Bezug auf das Unterschreiten des Grundumsatzes erwähnt habe. Dein Körper sichert sich in diesem Zustand alle Kalorien, die du zu dir nimmst, und speichert sie oft in Form von Fett. Diese Reaktion ist auf die urzeitlichen Funktionen des Körpers zurückzuführen. Schon in frühen Evolutionszeiten hat der Körper funktional gedacht, wenn wenig Nahrung vorhanden war: Er versuchte, die aufgenommene Energie so effektiv wie möglich zu speichern. Der effektivste Weg zur Energiespeicherung ist der Aufbau von Fettreserven. Das hat einen einfachen Grund: Diese Speicher lassen sich leicht anlegen und können dem Körper auch schnell wieder Energie zur Verfügung stellen.

Parallel dazu steigt dein Verlangen nach gehaltvollen Lebensmitteln wie Burgern, Pizza oder Süßigkeiten – also Nahrungsmitteln, die viele Kalorien in kleinen Mengen liefern. Dein Körper befindet sich in einem Überlebensmodus und signalisiert deinem Gehirn, dass er schnell Nahrung braucht, um möglichst schnell viel Energie zur Verfügung zu haben. Hier bieten sich insbesondere kurzkettige Kohlenhydrate an, da sie dem Körper aufgrund ihrer einfachen Struktur und des kurzen Verdauungsprozesses am schnellsten Energie bereitstellen können. Dies verleitet oft dazu, ungesunde Lebensmittel zu wählen, um diesem Verlangen nachzugeben.

Als bildliches Beispiel könnte man sich vorstellen, dass der Körper wie ein Vorratslager agiert, das in Zeiten der Nahrungsknappheit auf Energiespeicherung setzt und nach hochkalorischen Lebensmitteln sucht, um diese Speicher möglichst effizient aufzufüllen.

Was kann ich tun, um Heißhunger vorzubeugen und zu vermeiden?

Achte darauf, dass du über den Tag hinweg eine gute Sättigung erreichst!

Dies erreichst du durch ein gutes Zusammenspiel von Volumen, Ballaststoffen und Proteinen (wie bereits am Anfang in den Sättigungsformen erwähnt). Es bieten sich 3 ausreichend nahrhafte Mahlzeiten am Tag an.

Es ist ebenfalls wichtig, ausreichend zu trinken, um den Magen zu füllen.

Achte auch auf die Regelmäßigkeit deiner Mahlzeiten, lasse nicht zu lange Pausen dazwischen, damit dein Körper nicht in diesen besagten „Hungerzustand“ verfällt und Heißhungerattacken entstehen. Dein Körper sollte alles entspannt verdauen und bald mit der nächsten Mahlzeit rechnen können. Nicht nur die Regelmäßigkeit, sondern auch die Ruhe und Zeit, die du dir beim Essen nimmst, sind wichtig.

Nimm dir Zeit fürs Essen, dein Sättigungsgefühl braucht etwa 15-20 Minuten, bis es einsetzt. Gib deinem Körper und deinem Gefühl Zeit, entsprechend zu reagieren, um eine „Übersättigung“ zu vermeiden.

Vermeide Lebensmittel mit Glutamat. Dieser Geschmacksverstärker ist bekannt dafür, den Appetit künstlich anzuregen und somit das Weiteressen zu fördern. Er ist häufig in Fertiggerichten, Chips oder asiatischem Essen oder in Fastfood zu finden.

Vermeide Zwischenmahlzeiten und Snacks wie Schokolade oder Chips, die den Blutzucker schnell ansteigen und wieder abfallen lassen. Greife lieber zu Obst oder Nüssen, wenn zwischen den Hauptmahlzeiten Hunger aufkommt.

Versuche, genug Schlaf zu bekommen und dir Pausen/Entspannung zu gönnen. Dein Körper braucht Regeneration und Erholung!

Lenke dich ab, wenn du Appetit verspürst. Oft essen wir aus Langeweile, Appetit oder Lust heraus.

Für diesen Fall ist es praktisch, ein paar Kaugummis oder gesunde Snacks wie Gurken- oder Möhrensticks parat zu haben. Oder verlasse einfach kurz die Situation, in der dieses Verlangen entstanden ist. Zum Beispiel, wenn du im Büro bist und dein Sitznachbar einen unglaublich gut duftenden Kuchen auf dem Tisch stehen hat, der dir große Lust macht, auch einen Kuchen zu essen. Verlasse hier kurz den Raum und die Situation, in der du mit diesem Verlangen konfrontiert bist. Lenke dich ab, gehe kurz an die frische Luft oder beschäftige dich anderweitig.

Was aber tun, wenn es zu spät ist und du dem Heißhunger schon verfallen bist?

Die schnelle Lösung:

Nutze die Sättigung durch Volumen!
Trinke ½ Liter Wasser, fülle deinen Magen mit Volumen durch gesunde Snacks – durch Lebensmittel mit einer geringen Kaloriendichte – wie z. B. Gemüsesticks mit Frischkäse (light) oder einen gemischten Salat mit Obst. Dann trinke noch mal ½ Liter Wasser.

Heißhunger Quickfix

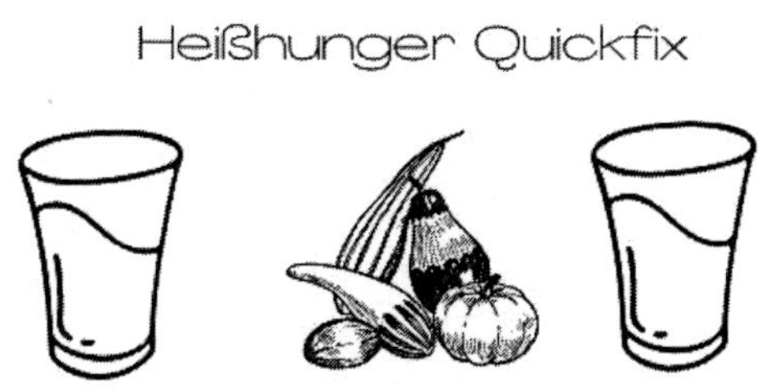

Gehe zunächst dem Problem und der Ursache für deine extra Kilos auf den Grund:

Wie war zum Beispiel dein Essverhalten in der Vergangenheit?

1. **Bist du daran gewöhnt, große Portionen zu essen?**
2. **Hast du eher viele kleine kalorienhaltige Snacks gegessen, dich ungesund ernährt, aber nicht unbedingt große Portionen auf einmal gegessen?**
3. **Wenn du es gewohnt bist, immer große Portionen zu essen, macht für dich die Strategie „Sättigung durch Volumen"** (Magendehnung) vorerst sehr viel Sinn. Dein Magen ist an große Mengen gewöhnt, er ist also vorgedehnt – stell dir das vor wie ein Luftballon, den du immer

wieder zum Maximum aufgeblasen hast; im leeren Zustand ist er also inzwischen „ausgeleierter“ als im Ursprungszustand. Deshalb setzt bei dir das Sättigungsgefühl erst nach einer größeren Menge an Nahrung ein. In deinem Fall macht das Vorfüllen deines Magens besonders Sinn. Fülle deinen Magen primär mit kalorienarmen Lebensmitteln wie Gemüse/Obst oder auch Flüssigkeit, da diese nicht schwer im Magen liegen, aber trotzdem zur Fülle des Magens beitragen und somit das Sättigungssignal auslösen.

Für dich gilt also die goldene Regel: Trinke viel, gerne auch vor dem Essen z. B. 0,5 Liter Wasser und versuche auch, die Portionierung der verschiedenen Lebensmittel zu ändern. Vergrößere den Anteil der kalorienarmen Lebensmittel und verkleinere den Anteil der kalorienreichen Lebensmittel. Integriere auch kalorienarme Vorspeisen wie Salat oder Gemüse, um deinen Magen bereits vor dem Hauptgericht vorzufüllen.

Ein Beispiel/Vorschlag für eine gute Portionierung deiner Hauptspeise wäre:

Fülle die **Hälfte** deiner Mahlzeit-Portion mit **Gemüse**.

Fülle etwa ein **Viertel bis ein Drittel** mit einer **Eiweißquelle** (also Proteinquelle) wie zum Beispiel Lachs oder Pute.

Fülle etwa ein **Viertel bis ein Sechstel** mit **Kohlenhydraten** wie zum Beispiel Reis oder Pasta (am besten die Vollkornversion).

Auf diese Weise erreichst du die entsprechende Magendehnung, bei der die Rezeptoren in deinem Magen das Signal der Sättigung an dein Gehirn senden. So wirst du auch bei großem Hungergefühl satt und hast trotzdem nicht übermäßig viele Kalorien zu dir genommen.

Die maximale Magenausdehnung sollte jedoch keine Dauerlösung sein – langfristig ist es natürlich unser Ziel, dass sich deine Magendehnung verkleinert und du auch durch kleinere Portionen satt wirst, um Gewicht zu verlieren. Dies geht jedoch mit dieser Portionseinteilung einher, da Lebensmittel wie Gemüse leichter im Magen liegen als Lebensmittel mit hohem Kaloriengehalt, an die du vielleicht vorher gewöhnt warst. So entwickelt sich trotz der Magendehnung durch die veränderte Portionseinteilung dein Magenvolum.

Du bist kleine Portionen gewohnt, aber hast viele Snacks zwischendurch gegessen, dich ungesund ernährt und zu **viele Kalorien zu dir genommen.**

Versuche, die ungesunden Snacks zwischendurch durch gesunde Snacks zu ersetzen, also kalorienarme Snacks. Gesunde Snacksideen wären z. B. Gemüse mit Dip oder auch Obst wie Apfel, Mango oder Beeren.

Für dich macht es zusätzlich Sinn, die Portionierung deiner Gerichte zu ändern – also die Anteile der Lebensmittelbestandteile – und dabei mit der Sättigung durch Ballaststoffe und Proteine zu arbeiten. Setze dabei aber nicht auf ein größeres Volumen (wie bei Fall 1), denn dies könnte bei dir eventuell zu einer Ausdehnung deines Magens führen, was wiederum dazu führt, dass dein Sättigungsgefühl erst später einsetzt und dein Magen unnötig vergrößert wird.

Ein sinnvolles Beispiel für die Portionseinteilung bei dir wäre:
Ca. 4/6 deiner Portion mit Gemüse zu füllen,
ca. 1/4 – 1/3 mit einer Eiweißquelle wie z. B. Fisch oder Fleisch wie Pute,
ca. 1/6 – 2/6 mit Kohlenhydraten wie z. B. Reis oder Pasta (am besten die Vollkornversion).

INTUITIVES ESSEN, DEIN LANGFRISTIGES ZIEL

Intuitives Essen ist ein Ansatz, bei dem es darum geht, auf die Signale des eigenen Körpers zu hören und eine gesunde Beziehung zum Essen zu entwickeln. Es basiert auf der Idee, dass jeder Mensch die Fähigkeit hat, intuitiv zu essen und seinen Körper auf natürliche Weise zu regulieren.

Das Ziel des intuitiven Essens ist es, zu einem gesunden Essverhalten zu gelangen, bei dem man auf seinen Körper hört und ihn mit nährstoffreichen Lebensmitteln versorgt, ohne dabei starren Regeln oder Diäten zu folgen. Es geht darum, ein Bewusstsein für den eigenen Hunger und Sättigung zu entwickeln und auf die Bedürfnisse des Körpers einzugehen.

Intuitives Essen beinhaltet auch das Erkennen von Gewohnheiten im Zusammenhang mit dem Essen. Es geht darum, sich bewusst zu werden, warum man isst, welche Emotionen damit verbunden sind und ob es wirklich Hunger oder ein anderer Grund ist, zum Essen zu greifen. Durch ein besseres Verständnis für diese Gewohnheiten kann man lernen, bewusstere Entscheidungen zu treffen und emotional bedingtes Essen zu reduzieren.

Ein weiterer wichtiger Aspekt des intuitiven Essens ist das Gefühl für den Kaloriengehalt von Lebensmitteln.

Es bedeutet nicht, dass man Kalorien obsessiv zählen sollte, sondern vielmehr ein Bewusstsein dafür zu entwickeln, welche Lebensmittel nährstoffreich sind und den Körper mit den notwendigen Energiequellen versorgen.

Intuitives Essen erfordert auch ein Gefühl für den eigenen Körper. Es geht darum, auf die körperlichen Signale wie Hunger, Sättigung, Energielevel und Verdauung zu achten. Es bedeutet, auf den eigenen Körper zu hören und ihm das zu geben, was er wirklich braucht.

Die zuvor ausprobierten Strategien wie Diäten, strenge Regeln oder Restriktionen sind oft darauf ausgerichtet, zu einem intuitiven Essverhalten zurückzuführen. Sie helfen dabei, ein besseres Verständnis für den eigenen Körper zu entwickeln und eine ausgewogene Beziehung zum Essen aufzubauen.

Letztendlich geht es beim intuitiven Essen darum, eine achtsame und bewusste Art des Essens zu kultivieren, bei der man auf seinen Körper hört, seine Bedürfnisse erkennt und eine positive Einstellung zum Essen und zum eigenen Körper entwickelt. Es ist ein Ansatz, der langfristige gesunde Essgewohnheiten fördert und zu einem ausgewogenen Verhältnis zum Essen führt.

Folgende Regeln können dir helfen, ein intuitives Essverhalten zu entwickeln:

Regel 1: Wähle die richtigen Lebensmittel

Wie im vorherigen Kapitel bereits erklärt wurde, sättigen nicht alle Lebensmittel gleich lange und effektiv. Greife daher überwiegend zu proteinhaltigen und ballaststoffreichen Lebensmitteln und kombiniere sie gerne mit Lebensmitteln, die im Verhältnis zu ihrem Kaloriengehalt ein großes Volumen haben. Vergiss auch nicht, genug zu trinken, um Durst nicht mit Hunger zu verwechseln.

Regel 2: Vermeide Ablenkungen beim Essen und nimm dir Zeit zum Essen.

Versuche, dich so gut wie möglich auf dein Essen zu konzentrieren und vermeide Ablenkungen von außen. Denn dies kann dazu führen, dass du nicht richtig auf dein Sättigungsgefühl achtest oder zu schnell isst, sodass dein Sättigungsgefühl nicht ausreichend zum Einsatz kommt.

Regel 3: Höre auf dein Sättigungsgefühl und lerne, es richtig einzuschätzen.

Behalte die oben aufgeführte Einordnung der Sättigung/des Hungergefühls im Kopf und achte bewusst auf die Signale, die dein Körper dir gibt. Versuche nun, dein Gefühl richtig einzuschätzen und entsprechend darauf zu reagieren. Vermeide auch längere Essenspausen, um nicht das Gefühl von übermäßigem Hunger zu entwickeln.

Regel 4: Höre auf deine individuellen Bedürfnisse und höre auf deinen Körper.

Jeder Körper ist einzigartig und hat unterschiedliche Bedürfnisse. Höre auf die Bedürfnisse deines Körpers und achte auf individuelle Signale wie Energielevel, Verdauung und körperliches Wohlbefinden. Lerne, deinem Körper zu vertrauen und achtsam mit ihm umzugehen.

Regel 5: Lerne, dich von äußeren Erwartungen und Regeln zu lösen.

Intuitives Essen bedeutet, sich von starren Regeln und Erwartungen zu lösen und auf die eigenen inneren Signale zu achten. Lerne, auf dein eigenes Körpergefühl zu vertrauen und dich von äußeren Einflüssen wie Diäten oder gesellschaftlichen Normen zu befreien.

Indem du diese Regeln befolgst und bewusst auf dein Essen und deinen Körper achtest, kannst du ein intuitives Essverhalten entwickeln und eine gesunde Beziehung zum Essen aufbauen. Es erfordert Zeit, Geduld und Selbstreflexion, aber es kann zu langfristigen und nachhaltigen Essgewohnheiten führen, die dein Wohlbefinden und deine Gesundheit unterstützen.

DIE NACHHALTIGKEIT DEINES ABNEHMENS BASIERT AUF ZWEI WICHTIGEN ASPEKTEN:

Umsetzbarkeit:

Deine Abnehmstrategie sollte langfristig umsetzbar sein und mit deinem Alltag und Lifestyle vereinbar sein! Deshalb ist es besonders wichtig, die richtige Strategie und Intensität in Bezug auf Ernährung und Training zu finden. Du solltest keine radikale 180-Grad-Wende machen, die du vielleicht eine gewisse Zeit durchhalten kannst, aber die weit von deinem bisherigen Lifestyle entfernt ist. Das Ziel ist es, mit einigen Anpassungen nachhaltig und schrittweise dein Ziel zu erreichen und es durch Gewohnheiten, Routinen und das Entwickeln von Automatismen langfristig halten zu können. Ich möchte weder, dass du komplett auf bestimmte Lebensmittel verzichten musst, noch dass du deinen Lifestyle einschränkst oder massiv Sport betreiben musst, den du nicht gewohnt bist und wahrscheinlich auch langfristig nicht die Zeit und Energie dafür finden wirst.

Erhalt deiner Muskeln:
Beim Abnehmen greift der Körper auf seine Reserven zurück, um Energie zu gewinnen, da du dauerhaft in einem Kaloriendefizit bist. Das betrifft leider nicht nur deine Fettreserven, sondern auch deine Muskelmasse. Durch das Kaloriendefizit wollen wir jedoch im Idealfall nur Fett abbauen und keine Muskelmasse verlieren. Der Erhalt deiner Muskelmasse ist deshalb so wichtig, weil Muskeln im Vergleich zu Körperfett deutlich mehr Kalorien verbrauchen. Das bedeutet: Mehr Muskelmasse führt zu einem höheren Energiebedarf, höherem Leistungs- und Grundumsatz sowie insgesamt dazu, dass es einfacher ist, ein höheres Kaloriendefizit zu erreichen. Wenn du Muskelmasse verlierst, sinken also dein Leistungs- und Grundumsatz und somit auch dein Gesamtumsatz. Stell dir vor: Je weniger Muskelmasse du hast, desto weniger Energie musst du aufwenden, um sie zu aktivieren. Das bedeutet, dass du bei all deinen Aktivitäten weniger Energie verbrauchst und somit auch einen geringeren Leistungsumsatz hast. Durch die Tatsache, dass Muskelmasse im Gegensatz zu Fett auch im Ruhezustand Energie verbraucht, sinkt auch dein Grundumsatz mit weniger Muskelmasse. Dadurch verringert sich entsprechend auch dein Gesamtumsatz. Wenn das der Fall ist, wird es noch schwieriger für dich, dein Kaloriendefizit beizubehalten, denn wenn dein Gesamtumsatz geringer ist, musst du entsprechend weniger essen, um das Kaloriendefizit aufrechtzuerhalten.

Hierzu ein bildliches Beispiel zur Verdeutlichung

Stell dir vor, dein Körper ist wie ein Feuer, das ständig Energie verbrennt, um zu brennen. Deine Muskelmasse sind die dicken Holzscheite, während dein Fettgewebe die dünnen Zweige sind. Die Holzscheite, also deine Muskeln, brennen auch dann noch, wenn du nichts tust, also im Ruhezustand. Je größer die Holzscheite, desto mehr Energie wird verbraucht, um das Feuer am Brennen zu halten.

Jetzt stell dir vor, du beginnst abzunehmen und verlierst Muskelmasse. Es ist, als ob einige der dicken Holzscheite aus dem Feuer genommen werden. Dadurch verringert sich die Menge an Energie, die benötigt wird, um das Feuer am Brennen zu halten, also dein Grundumsatz sinkt. Mit einem niedrigeren Grundumsatz verbrennt dein Körper weniger Energie, selbst im Ruhezustand.

Da dein Grundumsatz gesunken ist, verbrennt dein Körper insgesamt weniger Energie, auch während du aktiv bist, also dein Gesamtumsatz verringert sich. Es ist, als ob das Feuer mit weniger Holzscheiten nicht mehr so heiß brennt und nicht mehr so viel Energie verbraucht.

Jetzt wird es schwieriger, dein Kaloriendefizit aufrechtzuerhalten, da du weniger essen musst, um das Feuer, also deinen Körper, am Brennen zu halten. Du musst also noch bewusster darauf achten, dass du weniger Kalorien zu dir nimmst, um weiterhin im Kaloriendefizit zu bleiben und abzunehmen.

Darüber hinaus möchtest du natürlich auch keine Leistungseinbußen in deinen Aktivitäten, insbesondere im Sport, feststellen müssen (gerade Kraft, Schnelligkeit, Koordination sind abhängig von deiner Muskelmasse) – du möchtest deine Leistung verbessern und nicht verschlechtern.

Muskelmasse ist wichtig für sportliche Leistungsfähigkeit: Muskelmasse spielt auch eine entscheidende Rolle in Bezug auf deine sportliche Leistungsfähigkeit. Muskelgewebe ist für Kraft, Schnelligkeit, Koordination und andere sportliche Fähigkeiten verantwortlich. Wenn du Muskelmasse verlierst, könnten sich deine sportlichen Leistungen verschlechtern, was sich negativ auf deine Aktivitäten und dein Training auswirken kann.

Beachte folgendes, um einen Verlust der Muskelmasse zu verhindern:

Zwei Einflussfaktoren zum Erhalt deiner Muskeln:

Ernährung:
Achte darauf, dass du ausreichend Proteine zu dir nimmst. Proteine sind die Basis deiner Muskeln, da sie das Baumaterial für den Muskelaufbau liefern und zum Erhalt der Muskeln beitragen. Eine proteinreiche Ernährung ist daher wichtig, um Muskelmasse aufzubauen und zu erhalten.

Achte auch auf eine ausgewogene Ernährung insgesamt, die alle wichtigen Nährstoffe wie Kohlenhydrate, Fette, Vitamine und Mineralstoffe enthält. Eine ausreichende Zufuhr dieser Nährstoffe ist wichtig für die allgemeine Gesundheit und den Muskelerhalt.

Eine Studie aus dem Jahr 2014, veröffentlicht im „American Journal of Clinical Nutrition“, ergab, dass eine proteinreiche Diät die Gewichtsabnahme fördern und den Muskelerhalt während einer kalorienreduzierten Diät unterstützen kann. Die Teilnehmer, die eine Diät mit höherem Proteinanteil konsumierten, verloren mehr Körperfett und bewahrten mehr fettfreie Körpermasse im Vergleich zu Teilnehmern mit niedrigerer Proteinzufuhr.

Eine weitere Studie aus dem Jahr 2018, veröffentlicht im J"ournal of the International Society of Sports Nutrition", zeigte, dass eine erhöhte Proteinzufuhr in Kombination mit körperlichem Training den Erhalt von fettfreier Körpermasse während einer Gewichtsabnahme unterstützen kann. Die Studie betonte die Bedeutung von ausreichender Proteinzufuhr für die Aufrechterhaltung der Muskelmasse während des Abnehmens.

Training:
Setze regelmäßig einen Trainingsreiz, das bedeutet, dass du deine Muskeln regelmäßig gezielt beanspruchen solltest.

Das vermittelt deinem Körper das Signal, dass die Muskeln benötigt werden, um dem Reiz und der Belastung beim nächsten Mal standhalten zu können. Je nach Intensität der Belastung und des Reizes wird deine Muskulatur dazu angeregt, entweder erhalten zu bleiben oder neue Muskulatur zu bilden, um einem intensiven Reiz, der die Muskulatur übermäßig beansprucht hat, beim nächsten Mal standhalten zu können.

Es ist wichtig zu beachten, dass regelmäßiges Krafttraining eine entscheidende Rolle beim Muskelerhalt spielt. Durch gezieltes Krafttraining können Muskeln stimuliert werden, um zu wachsen und sich anzupassen.

Dies hilft, Muskelabbau zu verhindern und Muskelmasse aufrechtzuerhalten. Die Intensität des Trainingsreizes ist ebenfalls wichtig, da ein ausreichend hoher Reiz erforderlich ist, um den Muskelaufbau und -erhalt zu unterstützen. Es ist ratsam, ein Krafttraining in dein Fitnessprogramm einzubeziehen und regelmäßig verschiedene Übungen und Gewichte zu verwenden, um unterschiedliche Muskelgruppen zu beanspruchen und so den Muskelerhalt zu fördern.

MAKRONÄHRSTOFFE:

Protein

Kohlenhydrate

Fette

PROTEIN

Proteine sind Eiweiße. Der Begriff Protein kommt aus dem Griechischen und bedeutet so viel wie „das Erste, das Wichtigste". Wie am Anfang bereits erwähnt, haben wir in unserem Körper verschiedene Energiespeicher (Fettspeicher, Kohlenhydratspeicher, Muskulatur). Protein ist der einzige Grundnährstoff, der nicht direkt in seiner Form gespeichert werden kann, unser Körper besitzt keinen Eiweißspeicher. Das ist der Grund, weshalb die konstante Versorgung mit Proteinen so wichtig ist. Deine Körperzellen müssen regelmäßig mit Eiweiß versorgt werden. Eiweiße liefern hauptsächlich Baumaterial für Muskeln, Organe und Blut, aber auch für Enzyme und Hormone, die wichtig für die Immunabwehr sind. Achte also darauf, regelmäßig eine ausreichende Menge an Eiweißen in deine Mahlzeiten zu integrieren.

Proteine helfen beim Abnehmen

Proteine haben einen positiven Effekt auf deinen Stoffwechsel und deine Fettverbrennung. Außerdem beugen Proteine Hunger vor, da sie langsamer und mit mehr Energieaufwand (als z. B. Kohlenhydrate) verarbeitet werden. Das bedeutet, dass dein Stoffwechsel über einen längeren Zeitraum aktiv ist. Es wird über diesen Zeitraum hinweg stetig Energie freigesetzt, was wiederum zu einer längeren Sättigung führt. Durch die konstante Energiefreisetzung bleibt dein Blutzuckerspiegel relativ ausgeglichen und Heißhungerattacken werden verhindert. Proteine haben jedoch nicht nur Einfluss auf indirekte Faktoren, die deine Fettverbrennung positiv beeinflussen, sondern fördern sogar die direkte Fettverbrennung.

Proteine werden bei dem Verdauungsprozess in Kohlenstoff und verschiedene Aminosäuren zerlegt. Daraus bildet der Körper unter anderem Enzyme und Hormone (z. B. Leptin), die für die Fettverbrennung notwendig sind. Zu wenig Proteine mindern die Effizienz dieses Prozesses. Im Umkehrschluss fördert eine ausreichende Proteinzufuhr diesen Prozess, was die direkte Fettverbrennung fördert.

Laut einer Studie, die in der Zeitschrift „US National Library of Medicine" veröffentlicht wurde, kann eine proteinreiche Ernährung den Stoffwechsel um 15 bis 30 Prozent ankurbeln.

Eine ausreichende Proteinzufuhr kann dazu beitragen, deinen Insulinspiegel niedrig zu halten, da die Energie aus den aufgenommenen Proteinen nur langsam freigegeben wird. Dies kann dir beim Fettabbau helfen. Insulin ist ein

Hormon, das die Aufnahme von Fett in die Zellen fördert, jedoch seinen Abbau vermindert. Ein bildliches Beispiel dafür ist, dass du schneller Fett zulegst, wenn du viele zuckerhaltige und ungesunde Lebensmittel zu dir nimmst, die schnell verarbeitet werden. In solchen Fällen steigt der Insulinspiegel schnell an und fördert die Fettaufnahme in den Zellen, was zu Gewichtszunahme führen kann. Im Gegensatz dazu wird bei einer proteinreichen Ernährung der Insulinspiegel niedrig gehalten, was den Fettabbau unterstützen kann.

Als bildliches Beispiel kannst du dir vorstellen, dass Insulin wie ein „Schlüssel" ist, der die Tür zur Zelle öffnet und Fett hineinlässt. Wenn du viele zuckerhaltige und ungesunde Lebensmittel isst, werden große Mengen an Insulin ausgeschüttet, und die „Tür" zur Zelle wird weit geöffnet, sodass viel Fett in die Zellen gelangt und gespeichert wird. Dies kann zu einer Gewichtszunahme führen. Auf der anderen Seite, wenn du eine proteinreiche Ernährung hast, wird der Insulinspiegel niedrig gehalten und die „Tür" zur Zelle bleibt nur leicht geöffnet, sodass weniger Fett in die Zellen gelangt und stattdessen zur Energiegewinnung verbrannt wird, was den Fettabbau fördern kann.

BELEGENDE STUDIE:

Eiweiß wirkt dem Jo-jo-Effekt entgegen – das hat die Diogenes-Studie belegt. Das dänische Forscherteam führte eine Feldstudie mit mehr als tausend Personen aus ganz Europa durch. Zur Vorbereitung wurden diese Personen auf Diät gesetzt, indem sie nur 800 Kalorien am Tag zu sich nehmen durften. Was, wie ihr wisst, unter dem Grundumsatz ist und daher definitiv kein gesundes Experiment ist.

Daraus folgend: Im Schnitt verloren sie 11 kg in 8 Wochen.

Die Studie befasste sich anschließend damit, wie sich welche Ernährungsart auf das Gewicht der Teilnehmer auswirkt. Dabei konnten die Probanden, die sich eiweißreich und mit niedrigem GI (glykämischen Index) – beziehungsweise Low-Carb – ernährten, ihr Gewicht am besten halten. Einige nahmen sogar weiter ab. Eine proteinarme und kohlenhydratreiche Ernährung bewirkte eher das Gegenteil.

Dabei ist zu beachten, dass Proteine nicht den Großteil deiner Ernährung ausmachen sollten. Basierend auf den positiven Ergebnissen einer eiweißreichen Kost gaben die Forscher eine Empfehlung heraus, wie das Essen über den Tag verteilt aussehen könnte. Darunter: leichter Käse, wie Hütten- oder Frischkäse, mageres Geflügel und Fisch, aber auch Vollkornbrot,-pasta und natürlich viel Gemüse.

Protein ist nicht gleich Protein

Im vorherigen Kapitel habe ich bereits thematisiert, dass Protein wichtig ist und viele positive Effekte auf deine Gesundheit und deinen Fitnesserfolg hat. Es ist jedoch ebenso wichtig zu wissen, dass nicht jede Art von Protein gleich ist und verschiedene Arten von Protein unterschiedlich essentiell und gut für deinen Körper sind. Um dem auf den Grund zu gehen, ist es zunächst wichtig zu wissen, welche Bestandteile Proteine haben und welche davon besonders wichtig für dich sind.

Bestandteile von Eiweiß
Eiweiß besteht aus verschiedenen Grundbausteinen, den Aminosäuren, die aus den chemischen Elementen Kohlenstoff, Wasserstoff, Sauerstoff und Stickstoff bestehen. Der Körper benötigt 21 verschiedene Aminosäuren, damit er optimal funktioniert. Einige dieser Eiweißbausteine kann der Körper selbst herstellen, wie zum Beispiel die gesättigten Fettsäuren. Die Aminosäuren, die der Körper selbst herstellen kann, heißen nichtessenzielle oder entbehrliche Aminosäuren.

Neben den Aminosäuren, die der Körper selbst produzieren kann, gibt es auf der anderen Seite auch Eiweißbausteine, die du über die Ernährung aufnehmen musst, weil der Körper sie nicht selbst bilden kann, sie jedoch trotzdem benötigt, um optimal zu funktionieren. Diese Aminosäuren bezeichnet man als essenziell oder unentbehrlich.

Dazu gehören:
Isoleucin
Leucin
Lysin
Methionin
Phenylalanin
Threonin
Tryptophan
Valin

Um all diese Proteine aufnehmen zu können, ist es wichtig, abwechslungsreich zu essen und den Proteinbedarf nicht immer nur durch die gleichen Lebensmittel zu decken. Das ist besonders bei einer vegetarischen und veganen Ernährung relevant. Proteine aus Lebensmitteln tierischen Ursprungs weisen in der Regel alle essenziellen Aminosäuren auf. Eiweiße aus pflanzlichen Lebensmitteln besitzen meist nicht das komplette Spektrum.

Trotz dieser „besseren“ Eigenschaften und der größeren Vielfalt an essenziellen Aminosäuren in tierischen Produkten haben eiweißreiche pflanzliche Produkte ebenso einige Vorteile. Denn wenn du viele Hülsenfrüchte, Vollkornprodukte und Nüsse isst, versorgst du deinen Körper gleichzeitig besser mit Ballaststoffen und sekundären Pflanzenstoffen. Diese wirken sich positiv auf den Blutdruck, die Blutfettwerte und die Darmgesundheit aus. Außerdem enthalten pflanzliche Lebensmittel in der Regel weniger (ungesunde) gesättigte Fettsäuren als tierische Lebensmittel.

Es ist also sehr empfehlenswert, deine Proteinquellen regelmäßig zu variieren und zu kombinieren. So stellst du sicher, dass du eine große Breite an verschiedenen Aminosäuren abdeckst und dir auch als Nichtveganer/-vegetarier die positiven Eigenschaften der pflanzlichen Eiweißquellen zunutze machst.

Stell dir vor, du möchtest ein Haus bauen, und dafür benötigst du verschiedene Bausteine. Diese Bausteine bestehen aus verschiedenen Materialien und haben unterschiedliche Eigenschaften. Einige Bausteine kannst du selbst herstellen, während andere Bausteine speziell beschafft werden müssen, weil du sie nicht selbst produzieren kannst, aber dennoch für den Bau des Hauses unverzichtbar sind.

Mit diesen Lebensmitteln kannst du den Bedarf an essenziellen Aminosäuren besonders gut decken:

Isoleucin
Pflanzlich: Linsen, Cashewkerne, Reis, Sonnenblumenkerne
Tierisch: Thunfisch, Forelle, Hühnerfleisch, Emmentaler

Leucin
Pflanzlich: Linsen, Quinoa, Erbsen, Reis, Leinsamen, Cashewkerne
Tierisch: Rinderfleisch, Garnelen, Hering, Forelle, Lachs, Hühnerfleisch

Lysin
Pflanzlich: Erdnüsse, Linsen, Sojasprossen, Erbsen, Sonnenblumenkerne
Tierisch: Rindfleisch, Käse, Eier, Thunfisch

Methionin
Pflanzlich: Paranüsse, Sesam, Sojabohnen, Hanfsamen, Chiasamen, Erbsen, Brokkoli, Spinat
Tierisch: Pferdefleisch, Eier, Kaviar, Hartkäse, Rinderfleisch

Phenylalanin
Pflanzlich: Haferflocken, Leinsamen, Mandeln, Reis, Hanfsamen
Tierisch: Rinderfleisch, Geflügel, Quark, Emmentaler, Ei

Threonin
Pflanzlich: Reis, Chiasamen, Kürbiskerne, Cashewkerne, Erdnüsse
Tierisch: Lachs, Rindfleisch, Wild, Geflügel, Gouda

Tryptophan
Pflanzlich: Leinsamen, Haferflocken, Linsen, Sojasprossen
Tierisch: Wild, Eier, Hartkäse, Emmentaler, Edamer

Valin
Pflanzlich: Weiße Bohnen, Sojabohnen, Leinsamen, Reis, Sonnenblumenkerne
Tierisch: Geflügel, Forelle, Thunfisch, Ei, Lachs

Pflanzliche Proteinquellen mit ihrem Proteingehalt pro 100 g:
Sojamehl: 51 g
Hanfsamen: 31 g
Lupinenmehl: 37 g
Erbsenproteinpulver: 80 g
Tempeh: 20 g
Seitan: 25 g
Tofu: 8 g
Linsen: 24 g
Kichererbsen: 19 g
Edamame: 11 g
Quinoa: 14 g
Buchweizen: 13 g
Amaranth: 14 g
Chiasamen: 17 g
Sonnenblumenkerne: 21 g
Mandeln: 21 g
Cashewkerne: 18 g
Walnüsse: 15 g
Haselnüsse: 15 g
Leinsamen: 18 g
Erbsen: 5 g
Schwarze Bohnen: 21 g
Kidneybohnen: 9 g
Kürbiskerne: 30 g
Pistazien: 20 g
Kokosnuss: 3 g
Avocado: 2 g

Spinat: 3 g
Brokkoli: 3 g
Grünkohl: 4 g

Tierische Proteinquellen mit ihrem Proteingehalt pro 100 g:
Hühnerbrust: 31 g
Putenbrust: 29 g
Rinderfilet: 21 g
Schweinefilet: 22 g
Lachs: 20 g
Thunfisch: 30 g
Forelle: 20 g
Garnelen: 24 g
Krabben: 18 g
Ei (Hühnerei): 12,5 g
Quark (Magerstufe): 13 g
Joghurt (Magerstufe): 5 g
Milch (Vollmilch): 3,3 g
Rinderhackfleisch (mager): 20 g
Schweinehackfleisch (mager): 21 g
Rindersteak: 25 g
Hähnchenkeule (ohne Haut): 25 g
Putenkeule (ohne Haut): 28 g
Lammkotelett: 25 g
Käse (Parmesan): 38 g
Käse (Cheddar): 25 g
Käse (Gouda): 25 g
Käse (Emmentaler): 28 g
Käse (Gruyère): 30 g
Käse (Feta): 14 g
Käse (Camembert): 20 g
Käse (Mozzarella): 22 g

Wurst (Putensalami): 25 g
Wurst (Kochschinken): 20
Wurst (Bierschinken): 15 g

Eine Studie aus dem Jahr 2017, veröffentlicht im „American Journal of Clinical Nutrition“, ergab, dass die Vielfalt der Eiweißquellen in der Ernährung mit einer besseren Nährstoffaufnahme und einer geringeren Wahrscheinlichkeit für Nährstoffmängel verbunden war. Die Studie betonte die Bedeutung einer vielfältigen Proteinquelle, um eine ausgewogene Ernährung zu unterstützen.

Eine Überprüfung von Studien aus dem Jahr 2019, veröffentlicht in der Zeitschrift „Advances in Nutrition“, zeigte, dass verschiedene Eiweißquellen unterschiedliche Aminosäureprofile und Nährstoffzusammensetzungen aufweisen. Durch den Verzehr von verschiedenen Arten von Eiweißen, wie z. B. tierischen und pflanzlichen Eiweißen, können unterschiedliche essentielle Aminosäuren und Mikronährstoffe aufgenommen werden, was zu einer optimalen Ernährung beitragen kann.

Eine Studie aus dem Jahr 2014, veröffentlicht in der Zeitschrift „Nutrition Reviews“, wies darauf hin, dass die Diversität der Eiweißquellen in der Ernährung mit einer verbesserten Muskelgesundheit im Alter verbunden sein kann. Eine Vielfalt an Eiweißquellen, insbesondere tierischen und pflanzlichen Quellen, kann dazu beitragen, eine ausgewogene Aminosäurezufuhr zu gewährleisten und die Muskelgesundheit im Laufe des Lebens zu unterstützen.

Mindestproteinzufuhr

Dein Körper besteht abhängig von deinem Alter durchschnittlich aus 7 bis 13 kg Proteinen. Um deinen Körper optimal funktionieren zu lassen, benötigt er eine empfohlene Mindestmenge an Protein. Laut der DGE beträgt diese abhängig vom Alter:

Eiweiß (g) pro kg Körpergewicht:
19 bis 65 Jahre: 0,8
Ab 65 Jahre: 1

Also berechnest du (wenn du unter 65 bist) 0,8 x dein Gewicht:

Das bedeutet:
Wenn du 60 kg wiegst, solltest du täglich ca. 48 Gramm Eiweiß zu dir nehmen (0,8 x 60).

Wenn du 75 kg wiegst, solltest du ca. 60 Gramm Protein pro Tag zu dir nehmen (0,8 x 75).

Wichtig dabei ist, dass (stark) Übergewichtige, die abnehmen möchten, nicht ihr aktuelles Körpergewicht in die Rechnung einfließen lassen sollten. Sie sollten stattdessen das Normalgewicht ihres Alters und ihrer Größe als Berechnungsgrundlage nehmen.

Wieso es wichtig ist, genügend Protein zu sich zu nehmen und wieso Protein für deinen Körper so wichtig ist, haben wir bereits geklärt. Doch Achtung, wie bei fast allem, geht es auch hier um die Balance. Es ist nicht nur wichtig, darauf zu achten, dass du genug Protein zu dir nimmst, sondern ebenso, dass du nicht übermäßig viel zu dir nimmst, um negative Auswirkungen und Symptome zu vermeiden.

Einfluss von Sport auf den Proteinbedarf

Sport beeinflusst den Bedarf deines Körpers an Protein, insbesondere wenn du Muskelaufbau betreibst. Für den Muskelaufbau und Leistungsfortschritt benötigt dein Körper eine erhöhte Menge an Protein durch Nahrung. Es wird empfohlen, die Proteinzufuhr um etwa 20 % im Vergleich zur bisherigen Zufuhr zu erhöhen, wenn du mit muskelaufbauendem Training beginnst.

Eine Vielzahl von wissenschaftlichen Studien ergab, dass bei regelmäßigem Sport und Muskelaufbautraining der Proteinbedarf, abhängig von Intensität und Häufigkeit, bei etwa 1,4-1,8 g Protein pro Kilogramm Körpergewicht liegt.

Das bedeutet:
Wenn du 60 kg wiegst, würde dein Proteinbedarf in diesem Fall zwischen ca. 84 g (1,4 x 60) und 108 g (1,8 x 60) pro Tag liegen.

Wenn du 75 kg wiegst, würde dein Proteinbedarf in diesem Fall bei ca. 105 g (1,4 x 75) und 135 g (1,8 x 75) pro Tag liegen.

Maximale Proteinzufuhr

Ab wann ist die Proteinzufuhr zu viel und ungesund?

Generell sollte deine Proteinzufuhr langfristig **nicht höher als 2 g pro kg Körpergewicht** sein.

Versuche also, selbst wenn du Muskeln aufbauen möchtest, nicht dauerhaft über diese Menge zu essen, da dies sonst negative Auswirkungen auf deine Gesundheit haben und zu gesundheitlichen Schäden führen kann.

Anhand unseres Beispiels:
Wenn du 60 kg wiegst, sollte deine Proteinzufuhr langfristig also nicht mehr als 120 g (2 x 60) pro Tag betragen.

Wenn du 75 kg wiegst, sollte deine Proteinzufuhr langfristig nicht mehr als 150 g pro Tag betragen.

KOHLENHYDRATE

Kohlenhydrate sind neben Fetten und Proteinen die wichtigsten Grundnährstoffe für den Menschen. Sie stellen die Hauptenergiequelle für den Körper dar und sollten den größten Anteil in der Nahrung ausmachen. Im Vergleich zu Fetten und Proteinen können Kohlenhydrate schneller in Energie umgewandelt werden.

Allerdings dienen Kohlenhydrate nicht nur als direkte Energiequelle, sondern erfüllen auch die Funktion von Energiereserven. Überschüssige Kohlenhydrate können in Form von Glykogen gespeichert werden, das in den Kohlenhydratspeichern des Körpers abgelagert wird. Glykogen kann unter anderem auch in Form von Fettgewebe gespeichert werden.

Es gibt jedoch unterschiedliche Arten von Kohlenhydraten:
Einfachzucker (Monosaccharide) – bestehend aus einem einzigen Zuckermolekül, also ein einkettiges Kohlenhydrat.

Zweifachzucker (Disaccharide) – bestehend aus zwei Zuckermolekülen, also ein zweikettiges Kohlenhydrat.

Vielfachzucker (Polysaccharide) – bestehend aus drei oder mehr Zuckermolekülen, also ein drei- oder mehrkettiges Kohlenhydrat.

Es ist wichtig zu beachten, dass unterschiedliche Kohlenhydratarten unterschiedliche Auswirkungen auf den Blutzuckerspiegel und den Stoffwechsel haben können. Es ist daher ratsam, eine ausgewogene Mischung von verschiedenen Kohlenhydratquellen in der Ernährung zu haben und auf eine angemessene Menge an Kohlenhydraten insgesamt zu achten.

Beispiele für kurzkettige und langkettige Kohlenhydrate:

Kurzkettige (Einfach- und Zweifachzucker):
Obst (vor allem Fructose)
Milchprodukte (Laktose)
Haushalts-, Rohr- und Rübenzucker
viele Backwaren und Müslis

Langkettige (Drei- oder Mehrfachzucker):
Haferflocken
Vollkornprodukte
Kartoffeln
Nüsse
Hülsenfrüchte
Gemüse

Generell sind die langkettigen Kohlenhydrate gesünder, da sie länger verdaut und verarbeitet werden. Dies führt dazu, dass sie den Stoffwechsel anregen und sich positiv auf das Abnehmen auswirken. Im Gegensatz dazu werden kurzkettige Kohlenhydrate schneller verstoffwechselt und können zu schnellen Blutzuckerspitzen führen, was negative Auswirkungen auf den Stoffwechsel und das Abnehmen haben kann. Langkettige Kohlenhydrate sind also die bessere Wahl, um den Stoffwechsel zu unterstützen und beim Abnehmen zu helfen.

Stell *dir vor, du möchtest ein Feuer in einem Kamin entfachen. Du hast zwei Optionen: Du könntest entweder dünne, trockene Zweige verwenden (kurzkettige Kohlenhydrate) oder dicke, solide Holzscheite (langkettige Kohlenhydrate).*

Wenn du die dünnen, trockenen Zweige (kurzkettige Kohlenhydrate) in das Feuer wirfst, brennen sie schnell ab und erzeugen eine schnelle, aber kurzlebige Flamme. Das Feuer brennt intensiv, aber nur für kurze Zeit. Das Gleiche passiert mit kurzkettigen Kohlenhydraten im Körper: Sie werden schnell verdaut und in Energie umgewandelt, aber dieser Energieschub ist kurzlebig und kann zu schnellen Blutzuckerspitzen führen.

Im Gegensatz dazu, wenn du die dicken, soliden Holzscheite (langkettige Kohlenhydrate) in das Feuer legst, brennen sie langsamer und gleichmäßiger. Die Flamme bleibt länger bestehen und erzeugt eine nachhaltige Wärme. Das Gleiche gilt für langkettige Kohlenhydrate im Körper: Sie werden langsamer verdaut und geben kontinuierlich Energie frei, ohne plötzliche Blutzuckerspitzen. Dadurch bleibt der Stoffwechsel stabil und das Sättigungsgefühl hält länger an, was beim Abnehmen helfen kann.

Also, ähnlich wie die Verwendung von dicken, soliden Holzscheiten für ein nachhaltiges Feuer im Kamin, sind langkettige Kohlenhydrate eine bessere Wahl für einen stabilen Stoffwechsel und eine nachhaltige Energieversorgung im Körper.

Verarbeitung der Kohlenhydrate:

Allgemein:

Aufgenommene Kohlenhydrate werden entsprechend ihrer Molekülkonzentration schneller oder langsamer (kurz – schneller; lang – langsamer) im Darm und in der Leber in Glukose aufgespalten. Diese Glukose wird dann ins Blut abgegeben und führt zu einem Anstieg des Blutzuckerspiegels. Nach dem Anstieg des Blutzuckerspiegels folgt eine Insulin-Reaktion, die den Blutzuckerspiegel reguliert und wieder absenkt (der Zucker wird aus dem Blut in die Zellen transportiert).

Mit dem abtransportierten Zucker werden zunächst die Muskeln und die Leber versorgt. Sobald diese ausreichend versorgt sind, wird überschüssige Glukose in Form von Fettzellen gespeichert.

Stell dir vor, du bist ein Fabrikgebäude und verarbeitest Kohlenhydrate als Rohmaterial. Je nachdem, wie konzentriert sie sind, werden sie entweder schnell oder langsam aufgespalten. Hohe Konzentrationen bedeuten schnelle Verarbeitung, ähnlich wie wenn viele Arbeiter gleichzeitig arbeiten und die Produktion in die Höhe schnellt.

Sobald der Blutzuckerspiegel ansteigt, sendet dein Körper eine Nachricht an die Insulin-Abteilung, die wie ein Manager die Produktion reguliert. Insulin senkt den Blutzuckerspiegel, indem es Glukose aus dem Blut in die Zellen transportiert, wo sie als Energiequelle genutzt wird.

Deine Muskeln und Leber sind die Hauptabnehmer der Glukose, um ihre Energiebedürfnisse zu decken. Überschüssige Glukose wird in Form von Fettzellen gespeichert, ähnlich wie zusätzliche Rohmaterialien in einem Lagerhaus.

Kohlenhydratformen (kurzkettig/langkettig) und ihre Auswirkungen auf diesen Prozess:

Um einen Mythos gleich vorweg zu klären: Nein, **du wirst nicht direkt dünner oder dicker je nach Kohlenhydratform oder Uhrzeit,** zu der du sie konsumierst. Sie haben lediglich einen Einfluss auf deine Sättigung, indem sie dich entsprechend langfristiger bzw. kurzfristiger sättigen, was am Ende des Tages in deine Kalorienbilanz einfließt und es dir einfacher macht, nicht „hungern" zu müssen. Deine Gewichtsabnahme oder -zunahme **hängt** immer vor allem **von der Kalorienbilanz ab!**

Einfach- oder Zweifachzucker sättigen dich schlechter als Mehrfachzucker, denn je weniger Moleküle vorhanden sind, desto schneller läuft der gerade genannte Prozess ab, der deinen Blutzuckerspiegel steigen lässt. Die anschließende Insulinreaktion benötigt allerdings ein wenig Zeit, um auf einen solchen Anstieg des Blutzuckerspiegels zu reagieren. Die Reaktion trifft also später ein als der eigentliche Höhepunkt des Blutzuckerspiegels und führt so dazu, dass die Insulinreaktion stärker ausfällt, als für die bereits wieder abgefallene Menge an Zucker im Blut noch nötig ist. Das führt im Umkehrschluss dann zu einer Unterzuckerung im Blut. Einfachzucker/Zweifachzucker sättigt dich also nicht lange und fördert durch die Unterzuckerung letztendlich Heißhunger. Wenn du diesem Heißhunger nun nachgibst, befindest du dich in einer Endlosspirale zwischen Über- und Unterzuckerung.

So vermeidest du diese Heißhungerreaktion und kannst trotzdem Zucker und Süßigkeiten konsumieren:

Es ist nicht schlimm, auch kurzkettige Kohlenhydrate zu essen und den süßen Verlockungen zu erliegen. Um die Heißhungerreaktion aber zu vermeiden und eine längere Sättigung zu erreichen, kannst du einen kleinen „Trick“ anwenden: Die Einfach- und Zweifachzucker belasten Leber und Darm sehr wenig, weshalb der Verarbeitungsprozess sehr schnell geht. Daher musst du darauf achten, dass du Darm und Leber mehr Arbeit gibst, um diesen rasanten Blutzuckeranstieg und -abfall vermeiden zu können. Du kannst beispielsweise diese kurzkettigen Kohlenhydrate mit einer protein- oder ballaststoffreichen Mahlzeit/Snack kombinieren. So ziehst du den Prozess um ein Vielfaches in die Länge und vermeidest trotz der kurzkettigen Kohlenhydrate einen massiven Blutzuckerabfall und somit eine Heißhungerreaktion.

Mythen im Bezug auf Kohlenhydrate

„Pasta macht dick“

Nein! Pasta lässt dich nicht schneller zunehmen als andere Lebensmittel. Ob du zu- oder abnimmst, hängt am Ende des Tages von deiner Kalorienbilanz ab! Wenn Pasta also in deinen täglichen Kalorienbedarf passt, wirst du davon nicht zunehmen. Im Gegenteil, Pasta hat sogar einige Vorteile, die dir bei deinem Abnehmprozess helfen können, besonders wenn du zur Vollkorn- oder Dinkel-Variante greifst. Pasta besteht aus langkettigen Kohlenhydraten, die deinen Blutzuckerspiegel konstant halten und dich über einen längeren Zeitraum satt halten.

„Kohlenhydrate am Abend machen dick.“

Auch hier gilt: Was entscheidend ist, damit du Fett verlierst, ist dein Kaloriendefizit und nicht die Uhrzeit, zu der du Kohlenhydrate isst. Wenn du dein Kaloriendefizit erreichst, wirst du entsprechend Fett verlieren, egal ob du um 21 Uhr noch eine Portion Pasta gegessen hast oder ob dein letztes Gericht ein „Low Carb Salat" um 18 Uhr war.

„Von einer Low Carb Diät nimmst du ab."
Von einer Low Carb Diät allein nimmst du nicht ab. Es kommt auf deine Kalorienbilanz an! Wenn du bei einer Low Carb Diät in einen Kalorienüberschuss kommst, wirst du zunehmen. Wenn du bei deiner Low Carb Diät in ein Kaloriendefizit kommst, nimmst du ab. Wie du siehst, ist es auch hier wieder nicht entscheidend, ob du „Low" oder „High" Carb isst, sondern wie hoch dein Kalorienkonsum am Ende des Tages ist. Wenn dein Körper mehr Energie zur Verfügung hat, als er verbraucht, speichert er die überschüssige Energie in Form von Kohlenhydraten, Fetten oder Muskeln. Wenn dein Körper weniger Energie zur Verfügung hat, zieht er Energie aus diesen Speichern, um seinen Energiebedarf zu decken.

„Kohlenhydrate vor dem Training sind schlecht für die Fettverbrennung."
Das ist ein Mythos. Kohlenhydrate sind eine wichtige Energiequelle für unseren Körper, insbesondere während des Trainings. Wenn wir kohlenhydratreiche Lebensmittel vor dem Training konsumieren, können wir unsere Energiespeicher auffüllen und unsere Leistung während des Trainings verbessern. Dies kann uns ermöglichen, effektiver zu trainieren und mehr Kalorien zu verbrennen, was langfristig zur Gewichtsabnahme beitragen kann. Es ist wichtig, auf qualitativ hochwertige Kohlenhydrate wie Vollkornprodukte, Obst oder Hülsen-

früchte zu achten und die Portionsgrößen zu kontrollieren, um eine ausgewogene Ernährung und ein gesundes Gewichtsmanagement zu unterstützen.

Eine komplett kohlenhydratfreie Diät ist am besten für die Gewichtsabnahme
Das ist ein Mythos. Eine kohlenhydratfreie Diät kann zu schnellem Gewichtsverlust führen, jedoch nicht aufgrund von Fettverlust, sondern hauptsächlich aufgrund des Verlusts von Wasser und Muskelmasse. Kohlenhydrate sind eine wichtige Energiequelle für unseren Körper und spielen eine Rolle in vielen Stoffwechselprozessen. Eine vollständige Eliminierung von Kohlenhydraten kann zu Mangelernährung führen und langfristig zu gesundheitlichen Problemen führen. Eine ausgewogene Ernährung, die alle Makronährstoffe, einschließlich Kohlenhydrate, in angemessenen Mengen enthält, ist am besten für die Gewichtsabnahme und die allgemeine Gesundheit.

FETTE

Fett hat von allen Makronährstoffen den höchsten Brennwert (= Kaloriengehalt), daher liefern fetthaltige Lebensmittel schon in geringen Mengen viele Kalorien. Fett in Maßen ist jedoch nicht ungesund, im Gegenteil, es ist lebensnotwendig und der Körper benötigt Fette, um Nährstoffe richtig aufnehmen zu können. Einige Vitamine (A, D, E, K), auch fettlösliche Vitamine genannt, können vom Körper nur mithilfe von Fett aufgenommen werden. Darüber hinaus benötigt der Körper die sogenannten essenziellen Fettsäuren, die über die Nahrung aufgenommen werden, für lebenswichtige

Körpervorgänge wie die Hormonproduktion und den Zellenaufbau.

Es ist also keineswegs ratsam, Fett komplett zu verteufeln, sondern darauf zu achten, es in Maßen zu konsumieren und auf die Art der Fette zu achten. Dabei ist es zunächst wichtig, die verschiedenen Arten von Fetten zu kennen und sie unterscheiden zu können. Es gibt Fette, die für den Körper gesund und essenziell sind, sowie solche, die es nicht sind.

Unter den Fetten wird unterschieden zwischen Trans-Fettsäuren, ungesättigten Fettsäuren und gesättigten Fettsäuren.

Trans-Fettsäuren:

Trans-Fettsäuren sind die ungesündesten Fette für unseren Körper und sie sollten wir, so gut es geht, meiden. Sie entstehen bei der industriellen Verarbeitung oder chemischen Härtung von Fetten und Ölen, die reich an ungesättigten Fettsäuren sind. Gehärtete Fette, die Trans-Fettsäuren enthalten, sind zum Beispiel in Margarine, Blätterteig, Chips und frittierten Speisen enthalten. Diese Fette können das Risiko von Herzkrankheiten erhöhen und sollten daher weitestgehend vermieden werden. Es ist wichtig, auf die Etiketten von Lebensmittelverpackungen zu achten und nach Trans-Fettsäuren zu suchen, um ihre Aufnahme in unsere Ernährung zu minimieren.

Gesättigte Fettsäuren:

Gesättigte Fettsäuren sind in tierischen Produkten wie Butter, Wurst, Fleisch oder Käse enthalten. Ein hoher Konsum von gesättigten Fettsäuren kann das Risiko für Herz-Kreislauf-Erkrankungen erhöhen, da sie den

Cholesterinspiegel im Blut erhöhen können. Es ist daher wichtig, den Konsum von gesättigten Fettsäuren zu reduzieren. Eine Möglichkeit hierfür ist, auf light-Produkte zurückzugreifen, bei denen der Gehalt an gesättigten Fettsäuren oft reduziert ist, insbesondere bei Milchprodukten wie Frischkäse, Feta oder Joghurt.

Es ist jedoch zu beachten, dass der Konsum von gesättigten Fettsäuren nicht als No-Go angesehen werden muss, sondern in Maßen konsumiert werden kann. Es gibt auch positive Effekte von gesättigten Fettsäuren, wie die Senkung des Blutdrucks und die Unterstützung des Schutzes der Zellmembran. Dennoch ist es ratsam, aufgrund des hohen Kaloriengehaltes von gesättigten Fettsäuren darauf zu achten, sie in moderaten Mengen zu konsumieren und eine ausgewogene Ernährung mit verschiedenen Arten von Fetten, einschließlich ungesättigten Fettsäuren, zu bevorzugen.

Ungesättigte Fettsäuren:
Ungesättigte Fettsäuren sind die gesündesten der 3 Fettsäuren, da sie viele Vorteile für deine Gesundheit mit sich bringen können. Diese Fettsäuren kommen in hoher Konzentration besonders in Lebensmitteln wie Samen, Nüssen, Kernen, Fettfisch (z. B. Lachs) und Pflanzenölen (z. B. Olivenöl, Sonnenblumenöl) vor. Beispiele für ungesättigte Fettsäuren sind Omega-3- und Omega-6-Fettsäuren.

Unter anderem senken diese Fettsäuren das „schlechte" LDL-Cholesterin (LDL = Low-Density-Lipoprotein), auch als „schlechtes" Cholesterin bezeichnet, das ein Risikofaktor für Gefäßverkalkung und die Entstehung von Herz-Kreislauferkrankungen ist. Im Gegenzug erhöhen sie das „gute“ HDL-Cholesterin (HDL = High-Density-Lipoprotein), auch als „gutes“ Cholesterin bekannt.

Cholesterin ist ein lebenswichtiger Rohstoff im menschlichen Körper und wird unter anderem für die Produktion von bestimmten Hormonen und Zellmembranen benötigt.

Ungesättigte Fettsäuren können auch die Insulinsensitivität steigern. Eine höhere Insulinsensitivität bedeutet, dass weniger Insulin benötigt wird, um den Blutzuckerspiegel nach der Nahrungsaufnahme zu senken und konstant zu halten.

Bei einem höheren Körperfettanteil kann die Insulinsensitivität geringer sein, jedoch variiert sie je nach Körper, Genetik und Lebensstil. Eine erhöhte Insulinsensitivität ermöglicht einen effektiveren Transport von Zucker aus dem Blut in die Zellen, was zu einem niedrigeren und konstanteren Blutzuckerspiegel führen kann und das Risiko von Krankheiten wie Diabetes verringern kann.

Stelle dir vor, du hast eine Brücke zwischen deinem Blut und deinen Zellen. Diese Brücke ist normalerweise durchlässig für Insulin, das wie ein Schlüssel wirkt und Zucker in die Zellen transportiert. Aber manchmal kann diese Brücke verstopft sein, besonders wenn du einen höheren Körperfettanteil hast. Das Insulin-Schloss ist blockiert und der Zucker kann nicht gut in die Zellen gelangen.

Ungesättigte Fettsäuren können jedoch helfen, diese Brücke zu reinigen und wieder durchlässig zu machen. Sie wirken wie eine Art „Öl“, das die Brücke schmiert und Insulin ermöglicht, den Zucker effizienter in die Zellen zu transportieren. Dadurch wird der Blutzuckerspiegel niedriger und stabiler gehalten, weil der Zucker besser in die Zellen gelangen kann, um Energie zu liefern.

Ungesättigte Fettsäuren werden in einfach ungesättigte Fettsäuren (nicht essenzielle Fettsäuren) und mehrfach ungesättigte Fettsäuren (essenzielle Fettsäuren) unterteilt.

Einfach ungesättigte Fettsäuren (nicht essenziell):
Sie können vom Körper auch selbst hergestellt werden, haben aber trotzdem in Maßen gesundheitliche Vorteile, wie zum Beispiel das Senken deines Cholesterinspiegels und die Unterstützung deines Körpers bei der Aufnahme wichtiger Nährstoffe und Vitamine. Diese Fettsäuren sind unter anderem in Avocado, Nüssen und Olivenöl enthalten.

Mehrfach ungesättigte Fettsäuren (essenziell):
Mehrfach ungesättigte Fettsäuren bestehen aus einer oder mehreren Doppelbindungen von Kohlenstoffketten. Sie können von deinem Körper nicht selbst hergestellt werden, sind aber essenziell für deine Gesundheit. Daher ist es wichtig, sie über die Nahrung aufzunehmen. Man unterscheidet sie zwischen Omega-3- und Omega-6-Fettsäuren

Omega-3-Fettsäuren sind bekannt für ihre positiven Auswirkungen auf die Gesundheit. Sie sind unter anderem in Kaltwasserfischarten wie Makrele, Hering und Lachs, sowie in Walnussöl, Leinsamen und Leinöl enthalten.

Omega-6-Fettsäuren sind ebenfalls essenziell, sollten jedoch in einem ausgewogenen Verhältnis zu Omega-3-Fettsäuren konsumiert werden. Sie sind in verschiedenen pflanzlichen Ölen wie Rapsöl und Sonnenblumenöl enthalten.

Omega 3

Omega-3-Fettsäuren fördern die Stärkung deines Immunsystems und können dazu führen, dass du energetischer und motivierter fühlst. Sie können sich auch positiv auf die Gesundheit von Gelenken, Muskeln und der Verdauung auswirken. Darüber hinaus können sie Allergiesymptome reduzieren und Depressionen sowie Angstzuständen entgegenwirken. Die einzelnen Bestandteile der Omega-3-Fettsäuren erhöhen die Fließfähigkeit, Aktivität und den Stoffaustausch von Zellmembranen. Sie dienen auch als Speicher für freie Fettsäuren.

Beispiele:

Tierisch:

Fettreicher Fisch wie Hering, Lachs, Forelle, Karpfen, Kabeljau, Rotbarsch

Pflanzlich:

Leinöl, Leinsamen, Walnüsse, Rapsöl, Chiasamen

Omega 6

Omega-6-Fettsäuren sind Bestandteile von Zellmembranen und dienen als Vorstufen für verschiedene Substanzen, die den Blutdruck regulieren. Sie sind auch essenziell an Wachstums- und Reparaturprozessen beteiligt.

Beispiele:

Tierisch:
Eier, Rindfleisch, Wurst, Geflügel

Pflanzlich:
Avocado, Kürbiskernöl, Sonnenblumenöl, Olivenöl, Kokosöl, Nachtkerzenöl

Es ist wichtig zu beachten, dass ein ausgewogenes Verhältnis von Omega-3- und Omega-6-Fettsäuren im Körper wichtig ist. Ein übermäßiger Verzehr von Omega-6-Fettsäuren im Verhältnis zu Omega-3-Fettsäuren kann entzündungsfördernd wirken und im Ungleichgewicht stehen. Eine ausgewogene Ernährung mit einer angemessenen Aufnahme von beiden Arten von Fettsäuren ist daher empfehlenswert.

Das richtige Verhältnis zwischen Omega-3 und Omega-6:

Laut der Deutschen Gesellschaft für Ernährung wird ein Gesamtverhältnis von Omega-6 zu Omega-3 von 5 zu 1 als optimal angesehen.

Beispiele für Lebensmittel und ihr Verhältnis zwischen Omega-6 und Omega-3:

Thunfisch in der Dose (ohne Öl): 1 (O6) zu 20 (O3)
Spinat: 1 (O6) zu 5 (O3)
Lachs: 1 (O6) zu 12 (O3)
Leinöl: 1 (O6) zu 4 (O3)
Getreide: 10 (O6) zu 1 (O3)
Karotten: 57 (O6) zu 1 (O3)
Mandeln: 1987 (O6) zu 1 (O3)
Chiasamen: 1 (O6) zu 3 (O3)
Walnüsse: 5 (O6) zu 1 (O3)

Olivenöl: 13 (O6) zu 1 (O3)
Avocado: 15 (O6) zu 1 (O3)
Hering: 1 (O6) zu 3 (O3)

Es ist jedoch nicht notwendig, sich ausschließlich an diesen Werten zu orientieren, um gesund zu leben. Das optimale Verhältnis dient lediglich als Richtlinie, um ein grobes Gefühl für die Dosierung zu erhalten.

Zusammengefasste allgemeine Vorteile einer ausreichenden Menge und guter Dosierung von mehrfach ungesättigten Fettsäuren:

Regulation von Entzündungen und Blutgerinnung: Mehrfach ungesättigte Fettsäuren können helfen, Entzündungen im Körper zu regulieren und die Blutgerinnung zu verbessern. Dies kann dazu beitragen, das Risiko von entzündungsbedingten Krankheiten wie Arthritis zu reduzieren.

Unterstützung des Immunsystems: Mehrfach ungesättigte Fettsäuren haben auch antivirale und antibakterielle Eigenschaften, die dabei helfen können, Krankheitserreger zu bekämpfen und die Immunfunktion zu verbessern.

Senkung des Risikos von lebensbedrohlichen Krankheiten: Es gibt Hinweise darauf, dass eine ausreichende Aufnahme von mehrfach ungesättigten Fettsäuren das Risiko von verschiedenen lebensbedrohlichen Krankheiten wie Krebs, Alzheimer und Herzerkrankungen senken kann. Sie können auch zur Verbesserung der Gesundheit von Gehirn und Herz beitragen.

Unterstützung der Zellteilung: Mehrfach ungesättigte Fettsäuren spielen eine wichtige Rolle bei der Zellteilung, dem Prozess, bei dem sich Zellen teilen und erneuern. Eine ausreichende Zufuhr von mehrfach ungesättigten Fettsäuren kann daher zur Aufrechterhaltung einer gesunden Zellfunktion beitragen.

Einfluss auf depressive Verstimmungen: Es gibt auch Hinweise darauf, dass mehrfach ungesättigte Fettsäuren einen positiven Einfluss auf depressive Verstimmungen haben können. Omega-3 Fettsäuren, insbesondere EPA und DHA, werden häufig zur Unterstützung der geistigen Gesundheit eingesetzt und können dazu beitragen, Symptome von Depressionen zu lindern.

MAKRONÄHRSTOFFVERTEILUNG

(Kohlenhydrate, Fette und Eiweiße)

Sie bilden das Fundament aller Stoffwechselvorgänge und sind lebensnotwendig. Alle 3 Nährstoffe werden über die Nahrung aufgenommen.

Nachdem ich bereits auf die einzelnen Makronährstoffe genauer eingegangen bin, geht es in diesem Kapitel darum, die für dich richtige Balance und Verteilung dieser zu ermitteln. Hauptenergielieferanten sind Kohlenhydrate, Fette und Eiweiße. Sie bilden das Fundament aller Stoffwechselvorgänge und sind lebensnotwendig. Alle 3 Nährstoffe werden über die Nahrung aufgenommen.

Es ist wichtig, die richtige Makronährstoffverteilung zu sich zu nehmen, da sie einen großen Einfluss auf die Gesundheit und das Erreichen von individuellen Zielen haben kann. Hier sind einige Gründe, warum die richtige Makronährstoffverteilung von Bedeutung ist:

Energiebereitstellung: Kohlenhydrate sind die Hauptquelle für sofortige Energie, während Fette und Eiweiße als Energiequelle für langfristige Aktivitäten dienen. Eine ausgewogene Verteilung der Makronährstoffe stellt sicher, dass der Körper ausreichend Energie für seine täglichen Funktionen hat.

Muskelaufbau und Reparatur: Eiweiße sind essentiell für den Muskelaufbau und die Reparatur von Gewebe nach körperlicher Aktivität. Eine ausreichende Zufuhr von Eiweißen in der Ernährung ist daher wichtig für Personen, die ihre Muskulatur aufbauen oder erhalten möchten.

Stoffwechselregulierung: Fette spielen eine wichtige Rolle bei der Regulierung von Hormonen und der Aufnahme von fettlöslichen Vitaminen. Eine ausgewogene Zufuhr von gesunden Fetten ist daher wichtig für einen optimalen Stoffwechsel.

Individuelle Ziele: Je nach individuellen Zielen wie Fettreduktion, Muskelaufbau oder Gewichtserhaltung, kann die Makronährstoffverteilung angepasst werden, um diese Ziele effektiv zu erreichen. Zum Beispiel kann eine reduzierte Aufnahme von Kohlenhydraten und erhöhte Aufnahme von Proteinen und gesunden Fetten hilfreich sein, um Fett zu reduzieren und Muskeln aufzubauen.

Eine Beispielrechnung für eine Person mit dem Ziel Fettreduktion, einem Grundumsatz von 1800 Kalorien täglich und einer gewünschten Makronährstoffverteilung von 30 Prozent Proteinen, 50 Prozent Kohlenhydraten und 20 Prozent Fett könnte wie folgt aussehen:
Proteine = 1800 x 0,3 = 540/4 = 135 Gramm
Kohlenhydrate = 1800 x 0,5 = 900/4 = 225 Gramm
Fette = 1800 x 0,2 = 360/9 = 40 Gramm

Schwankungen in den Makros

Schwankungen sind völlig normal und auch nicht schlimm. Es kommt nicht darauf an, dass du jeden Tag auf das Gramm genau die Makrozusammensetzung erreichst. Mach dich hier also nicht verrückt, es kommt auf den Durchschnitt im Gesamtverlauf an. Nimm dir gerne wieder 3 Tage als Zeitspanne, in der du im Schnitt ungefähr auf die passende Makro-Verteilung kommst.

Damit ist gemeint, dass du zum Beispiel an Tag 1 ein bisschen weniger Proteine und ein bisschen mehr Kohlenhydrate gegessen hast, kannst du dies an den folgenden Tagen einfach wieder ausgleichen, indem du zum Beispiel an Tag 2 entsprechend mehr Protein und weniger Kohlenhydrate isst.

EINFACHE UND GESUNDE REZEPTE:

FRÜHSTÜCK:

MAGERQUARK MIT BANANE, PEANUTBUTTER UND MÜSLI

Zutaten für 1 Portion:
250 g Magerquark (etwas Wasser unterrühren für eine cremigere Konsistenz)
25 g Peanutbutter
1 Banane (125 g)
30 g zuckerarmes Müsli/Haferflocken (+Zimt oder ungesüßtes Kakaopulver)

Zubereitung:
Magerquark mit einem Schuss Wasser vermischen, Müsli, Banane und Peanutbutter (+Zimt oder ungesüßtes Kakaopulver) oben drauf geben.

Nährwerte:
Kalorien: 560
Protein: 45 g
Kohlenhydrate: 60 g
Fett: 16 g

Gesundheitliche Vorteile:
Dieses Frühstück hat einen sehr hohen Proteingehalt, einen hohen Nährstoff- und Ballaststoffgehalt und enthält kaum Fett.

Der Magerquark ist reich an Vitaminen, Kalium, Calcium, Phosphor und essenziellen Aminosäuren. Da Protein der am besten sättigende Makronährstoff ist und Magerquark einen sehr hohen Proteingehalt hat, sorgt er für eine gute und langanhaltende Sättigung.

Des Weiteren fördert er die Aufrechterhaltung eines konstanten Blutzuckerspiegels und verhindert so Heißhunger-Attacken.

Die Banane enthält Vitamin B6, das eine wichtige Rolle beim Eiweißstoffwechsel spielt. Außerdem ist sie reich an Magnesium und Kalium, was die Gesundheit von Muskeln, Nerven und Herz fördert. Haferflocken oder auch andere Arten von zuckerarmem Müsli enthalten eine große Menge an Mineralstoffen, Ballaststoffen, Eiweiß und Vitaminen (K, B1, B2), die unter anderem die Gesundheit von Haut und Darm fördern. Des Weiteren fördert auch der hohe Gehalt an Ballaststoffen die Sättigung und Aufrechterhaltung des Blutzuckerspiegels.

Die Peanutbutter sorgt mit ihren gesunden pflanzlichen Fetten dafür, dass dein Körper Mineralstoffe und Vitamine gut aufnehmen und verarbeiten kann. Sie enthält auch einen hohen Proteingehalt und sättigt nachhaltig.

HAFERFLOCKEN MIT BEEREN UND MANDELMILCH

Zutaten für 1 Portion:
50 g Haferflocken
150 ml Mandelmilch (ungesüßt)
100 g gemischte Beeren (z. B. Himbeeren, Blaubeeren, Erdbeeren)
1 TL Honig (optional)
(+ Nüsse oder Samen als Topping)

Zubereitung:
Haferflocken und Mandelmilch in einem Topf vermischen und bei mittlerer Hitze zum Kochen bringen. Hitze reduzieren und unter gelegentlichem Rühren für ca. 5 Minu-

ten köcheln lassen, bis die Haferflocken die gewünschte Konsistenz haben. Haferflocken in eine Schüssel geben und mit Beeren und Honig (optional) garnieren. Nach Belieben mit Nüssen oder Samen toppen.

Nährwerte:

Kalorien: ca. 350
Protein: ca. 10 g
Kohlenhydrate: ca. 60 g
Fett: ca. 8 g

Gesundheitliche Vorteile:

Dieses Frühstück ist reich an Ballaststoffen aus den Haferflocken, die zur Sättigung beitragen und den Blutzuckerspiegel stabilisieren. Die Mandelmilch liefert gesunde Fette und ist eine gute Alternative für Menschen mit Laktoseintoleranz oder Milchallergie. Die Beeren sind reich an Antioxidantien, Vitaminen und Mineralstoffen, die zur allgemeinen Gesundheit beitragen und das Immunsystem stärken. Honig (optional) kann dem Gericht eine natürliche Süße verleihen und ist bekannt für seine antioxidativen und entzündungshemmenden Eigenschaften. Nüsse oder Samen als Topping können gesunde Fette, Proteine und Ballaststoffe liefern und die Nährstoffdichte des Frühstücks erhöhen.

VOLLKORNBROT MIT AVOCADO UND EI

Zutaten für 1 Portion:
2 Scheiben Vollkornbrot
1 reife Avocado
2 Eier
Salz und Pfeffer nach Geschmack (+ frisches Gemüse wie Tomaten oder Gurken als Topping)

Zubereitung:
Vollkornbrot toasten oder frisch aufbacken. Avocado halbieren, entkernen und das Fruchtfleisch mit einem Löffel herausnehmen. Avocado auf den Brotscheiben verteilen und mit einer Gabel leicht zerdrücken. Eier in einer Pfanne braten (z.B. als Spiegeleier oder Rührei) und auf die Avocado-Brote legen. Mit Salz und Pfeffer nach Geschmack würzen. Optional können frisches Gemüse wie Tomaten oder Gurken als Topping verwendet werden.

Nährwerte:
Kalorien: ca. 450
Protein: ca. 15 g
Kohlenhydrate: ca. 40 g
Fett: ca. 25 g

Gesundheitliche Vorteile:
Dieses Frühstück ist reich an gesunden Fetten aus der Avocado, die zur Herzgesundheit beitragen und das Sättigungsgefühl fördern. Vollkornbrot liefert komplexe Kohlenhydrate und Ballaststoffe, die Energie liefern und den Blutzuckerspiegel stabil halten.

GRIECHISCHER JOGHURT MIT FRÜCHTEN UND NÜSSEN

Zutaten für 1 Portion:
150 g griechischer Joghurt (natur, ungesüßt)
100 g gemischte Früchte (z. B. Beeren, Kiwi, Mango)
1 EL Honig (optional)
2 EL gehackte Nüsse (z. B. Mandeln, Walnüsse)
(+ eine Prise Zimt als Topping)

Zubereitung:
Griechischen Joghurt in eine Schüssel geben. Früchte waschen, schälen/schneiden und auf dem Joghurt anrichten. Optional mit Honig beträufeln. Gehackte Nüsse darüber streuen und mit einer Prise Zimt (optional) würzen.

Nährwerte:
Kalorien: ca. 400
Protein: ca. 20 g
Kohlenhydrate: ca. 40 g
Fett: ca. 18 g

Gesundheitliche Vorteile:
Dieses Frühstück ist reich an Protein aus dem griechischen Joghurt, das zur Muskelgesundheit und Sättigung beiträgt. Die gemischten Früchte liefern Vitamine, Ballaststoffe und Antioxidantien, die zur allgemeinen Gesundheit beitragen und das Immunsystem stärken. Die gehackten Nüsse sind reich an gesunden Fetten, Proteinen und Ballaststoffen, die Energie liefern und zur Herzgesundheit beitragen. Honig (optional) kann dem Gericht eine natürliche Süße verleihen und ist bekannt für seine antioxidativen und entzündungshemmenden Eigenschaften. Eine Prise Zimt als Topping kann dem Gericht einen köstlichen Geschmack verleihen und zur Regulierung des Blutzuckerspiegels beitragen.

VEGANER CHIA-PUDDING MIT OBST UND KOKOSRASPELN

Zutaten für 1 Portion:

2 EL Chiasamen
200 ml pflanzliche Milch (z. B. Mandelmilch, Hafermilch)
1 TL Ahornsirup (oder ein anderes Süßungsmittel nach Wahl)
100 g gemischtes Obst (z. B. Beeren, Banane, Mango)
1 EL Kokosraspeln (+ Minzeblätter als Dekoration)

Zubereitung:

Chiasamen, pflanzliche Milch und Ahornsirup (oder ein anderes Süßungsmittel) in einer Schüssel vermischen. Gut umrühren und für mindestens 15 Minuten (oder über Nacht) im Kühlschrank quellen lassen, bis eine puddingartige Konsistenz entsteht. Den Chia-Pudding in ein Glas oder eine Schüssel füllen. Gemischtes Obst darauf anrichten und mit Kokosraspeln bestreuen. Optional mit Minzeblättern dekorieren.

Nährwerte:

Kalorien: ca. 400
Protein: ca. 10 g
Kohlenhydrate: ca. 40 g
Fett: ca. 20 g

Gesundheitliche Vorteile:

Dieses vegane Frühstück ist reich an Ballaststoffen und gesunden Fetten aus den Chiasamen, die zur Sättigung beitragen.

CHICKEN WRAP

Zutaten für 1 Portion:
1 Vollkorn-Wrap
50 g Light-Frischkäse
75 g Hühnchenfilet
50 g Salat
50 g Gurke
50 g Avocado
Gewürze: Kräuter der Provence, Pfeffer, Salz

Zubereitung:
Hühnchenfilet anbraten und in Scheiben schneiden. Den Vollkorn-Wrap mit Frischkäse bestreichen, mit Avocado, Salat, Hühnchenfilet und Gurke belegen und zusammenrollen.

Nährwerte:
Kalorien: 450
Protein: 30 g
Kohlenhydrate: 40 g
Fett: 20 g

Gesundheitliche Vorteile:
Dieser Wrap versorgt dich nicht nur mit viel Protein durch das Hühnchenfilet und den Frischkäse, sondern enthält auch eine hohe Dichte an Ballaststoffen. Der Protein- und Ballaststoffreichtum wirkt sich sehr positiv auf deine Sättigung aus. Heißhunger wird vorgebeugt und du bist über einen längeren Zeitraum gesättigt. Dein Körper hat über einen längeren Zeitraum ein konstantes Energielevel und dein Blutzuckerspiegel wird ausgeglichen. Die Avocados, auch als Superfood bekannt, versorgen dich zusätzlich mit gesunden ungesättigten Fettsäuren sowie mit Folsäure, Vitamin K, den Vitaminen D, B6 und E sowie mit Kalium und Calcium. Der Salat

und die Gurke versorgen dich reichlich mit Vitaminen, Mineralstoffen, sekundären Pflanzenstoffen und Ballaststoffen und haben gleichzeitig wenig Kalorien und Fett. Sie fördern neben der Sättigung durch Protein und Ballaststoffe auch deine Sättigung durch Volumen.

LUNCH / DINNER

KICHERERBSEN SALAT MIT TOMATEN, FETA UND BALSAMICO

Zutaten für 1 Portion:
200 g Kichererbsen (Konserve)
150 g Cherrytomaten
75 g Light-Feta
5 g Pinienkerne
10 ml Balsamico
Gewürze: Basilikum, Pfeffer, Salz

Zubereitung:
Feta in Würfel schneiden, alle Zutaten miteinander vermischen. Balsamico und Gewürze darübergeben.

Nährwerte:
Kalorien: 390
Protein: 30 g
Kohlenhydrate: 50 g
Fett: 10 g

Gesundheitliche Vorteile:
Die Kichererbsen enthalten nicht nur viele Ballaststoffe, sondern auch Protein. Ebenso enthält der light-Feta viel Protein. Diese Kombination wirkt sich positiv auf deine Sättigung und die Aufrechterhaltung des Blutzuckerspiegels aus. Heißhungerattacken werden vorgebeugt, dein Energielevel wird über einen längeren Zeitraum aufrechterhalten und dein Sättigungsgefühl hält lange

an. Darüber hinaus haben Kichererbsen auch eine positive Wirkung auf deine Darmflora. Der light-Feta versorgt dich nicht nur mit viel Protein, sondern auch mit wichtigen Vitaminen wie Vitamin A, C, B2 und B12. Die Pinienkerne versorgen dich ebenfalls mit Protein und gesunden Fetten. Sie sind zudem sehr gesund für deinen Blutkreislauf und stärken dein Herz und den Kreislauf. Ebenfalls förderlich für deinen Kreislauf und deine Herzgesundheit sind die enthaltenen Tomaten. Tomaten enthalten viel Vitamin C, Kalium, Ballaststoffe, sekundäre Pflanzenstoffe, Lykopin, Vitamin C und Ballaststoffe.

AVOCADO, SHRIMPS, KIWI UND SESAM (+ QUINOA)

Zutaten für 1 Portion:
½ Avocado (75 g)
100 g gekochte Shrimps
2 Kiwis
1 TL Sesam
(+ 60 g Quinoa)
10 ml Balsamico
Gewürze: Kräuter der Provence, Salz, Pfeffer

Zubereitung:
Avocado und Kiwi kleinschneiden und mit Shrimps in eine Schüssel geben. Balsamico, Gewürze und Sesam darübergeben und alles miteinander vermischen.

Nährwerte:
Kalorien: 370
Protein: 20 g
Kohlenhydrate: 18 g
Fett: 25 g
(Mit Quinoa= 590 Kalorien, Protein: 26 g, Kohlenhydrate: 60 g, Fett: 29 g)

Gesundheitliche Vorteile:

Dieses Gericht ist nicht nur sehr kalorienarm und leicht, sondern enthält auch viele Proteine. Die primäre Sättigungsform ist hier die Sättigung über Protein (mit der optionalen Quinoa zusätzliche Sättigung über Ballaststoffe). Die Avocados, auch als Superfood bekannt, versorgen dich mit gesunden ungesättigten Fettsäuren und sind reich an Folsäure, Vitamin K, den Vitaminen D, B6 und E sowie Kalium und Calcium. Die Garnelen sind sehr proteinreich und fördern die Gesundheit von Muskeln, Kreislauf und Gelenken, und versorgen deinen Körper mit wertvollen, hochwertigen Fettsäuren. Durch den Sesam wird dein Immunsystem gestärkt, deine Zellmembran geschützt und durch den hohen Eisengehalt wird auch die Blutbildung gefördert. Sesam enthält zudem viel Nicotinsäure oder Niacin, was sich positiv auf die Regeneration von Muskeln, Haut, Nerven und DNA auswirkt.

WASSERMELONENSALAT MIT FETA, PINIENKERNEN, BALSAMICO UND QUINOA

Zutaten für 1 Portion:

200 g Wassermelone
75 g Feta light
5 g Pinienkerne
60 g Quinoa
10 ml Balsamico
Gewürze: Kräuter der Provence, Salz, Pfeffer

Nährwerte:

Kalorien: 440
Protein: 30 g
Kohlenhydrate: 40 g
Fette: 20 g

Zubereitung:
Wassermelone und Feta kleinschneiden. Quinoa kochen. Wassermelone, Feta, Quinoa und Pinienkerne in eine Schüssel geben. Balsamico und Gewürze darüber geben und alles miteinander vermischen.

Gesundheitliche Vorteile:
Ein sehr leichtes und erfrischendes Gericht, das dich mit viel Protein und Ballaststoffen versorgt. Dieses Gericht sättigt dich besonders effektiv aufgrund des hohen Proteingehalts aus dem Feta und Quinoa sowie des hohen Ballaststoffgehalts im Quinoa. Zusätzlich sorgt die Wassermelone für eine Sättigung über Volumen. Quinoa ist darüber hinaus reich an Eisen, Folsäure, Magnesium, Zink und Mangan. Der light Feta versorgt dich nicht nur mit viel Protein, sondern auch mit wichtigen Vitaminen wie Vitamin A, C, B2 und B12. Die Pinienkerne liefern ebenfalls Protein und gesunde Fette, und sie sind zudem gut für deinen Blutkreislauf und stärken dein Herz und den Kreislauf.

GEBRATENER LACHS MIT OFENGEMÜSE UND QUINOA

Zutaten für 1 Portion:
150 g Lachsfilet
150 g gemischtes Ofengemüse (z. B. Paprika, Zucchini, Karotten)
60 g Quinoa
10 ml Olivenöl
Gewürze: Salz, Pfeffer, Paprikapulver, Knoblauchpulver

Nährwerte:
Kalorien: 500
Protein: 40 g
Kohlenhydrate: 30 g
Fette: 25 g

Zubereitung:
Lachsfilet mit Olivenöl beträufeln und mit Gewürzen nach Belieben würzen. Ofengemüse mit etwas Olivenöl, Salz und Pfeffer vermischen und auf einem Backblech verteilen. Lachsfilet und Gemüse im vorgeheizten Ofen bei 180°C für ca. 15-20 Minuten backen. Quinoa kochen. Gebratenen Lachs, Ofengemüse und Quinoa auf einem Teller anrichten und servieren.

Gesundheitliche Vorteile:
Ein ausgewogenes Gericht mit reichlich Protein aus dem Lachs und dem Quinoa, sowie gesunden Fetten aus dem Lachs und Olivenöl. Das Ofengemüse liefert wertvolle Vitamine und Mineralstoffe und ist kalorienarm. Quinoa ist eine gute Quelle für Ballaststoffe, Eisen, Magnesium und Phosphor.

SO KÖNNTE DEIN TAG AUSSEHEN BEI EINER KALORIENBILANZ VON 1700 KALORIEN AM TAG:

Tag 1

Frühstück:

1 Tasse gekochte Haferflocken mit ½ Tasse Beeren (z. B. Heidelbeeren, Erdbeeren)
1 hartgekochtes Ei
1 Tasse ungesüßter Tee oder Kaffee
Snack:
1 mittelgroßer Apfel

Mittagessen:

1 Tasse gekochter Vollkornreis
100 g gegrilltes Hähnchenbrustfilet
1 Tasse gedämpftes Gemüse (z. B. Brokkoli, Karotten)
1 Esslöffel Olivenöl als Dressing

Snack:

1 kleine Banane

Abendessen:

75 g gegrillter Lachs
1 Tasse gebackenes Gemüse (z. B. Zucchini, Paprika)
½ Tasse gekochte Quinoa
1 Tasse gemischter grüner Salat mit Zitronensaft als Dressing

Gesamte Kalorien: ca. 1700 kcal
Nährwerte: ca. 86 g Protein, ca. 56 g Fett, ca. 176 g Kohlenhydrate

Tag 2

Frühstück:

1 Tasse fettarmer Joghurt mit ½ Tasse frischen Beeren
¼ Tasse gehackte Nüsse (z. B. Mandeln, Walnüsse)
1 Tasse ungesüßter Tee oder Kaffee
Snack:
1 kleines Stück Käse (z. B. Gouda, Edam)

Mittagessen:

1 Tasse gekochte Vollkornnudeln
½ Tasse Tomatensauce mit Gemüse (z. B. Zwiebeln, Paprika)
100 g mageres Rinderhackfleisch
1 Tasse gemischter grüner Salat mit Balsamico-Dressing

Snack:

1 Tasse Karottensticks mit 2 Esslöffel Hummus

Abendessen:

100 g gegrilltes Hähnchenbrustfilet
1 Tasse gedünstetes Gemüse (z. B. Spargel, Blumenkohl)
½ Tasse gekochte Quinoa
1 Tasse gemischter grüner Salat mit Essig-Öl-Dressing

Gesamte Kalorien: ca. 1700 kcal
Nährwerte: ca. 87 g Protein, ca. 66 g Fett, ca. 194 g Kohlenhydrate

Alltagsnahe Tipps, wie du beim Kochen mit kleinen Tricks Fett und Kalorien sparen kannst:

Verwende fettarme Kochmethoden: Wähle beim Kochen fettarme Methoden wie Grillen, Backen, Dünsten oder Braten mit wenig Fett anstelle von Frittieren oder Panieren, um den Fettgehalt deiner Mahlzeiten zu reduzieren.

Verwende fettarme Milchprodukte: Wähle fettarme Milchprodukte wie fettarme Milch, fettarmen Joghurt oder fettarmen Käse, um den Fettgehalt deiner Saucen, Suppen und Aufläufe zu reduzieren.

Reduziere die Menge an Öl und Fett: Verwende beim Braten oder Anbraten von Zutaten nur wenig Öl oder Fett. Du kannst auch Öl oder Fett durch fettarme Alternativen wie Brühe, Wasser oder Kochsprays ersetzen.

Verwende mageres Fleisch: Wähle mageres Fleisch wie Hähnchenbrust, Putenbrust oder mageres Rindfleisch, um den Fettgehalt deiner Mahlzeiten zu reduzieren. Entferne sichtbares Fett von Fleischstücken, bevor du sie zubereitest.

Wähle Vollkornprodukte: Verwende Vollkornprodukte wie Vollkornnudeln, braunen Reis oder Vollkornbrot anstelle von raffinierten Getreideprodukten, um mehr Ballaststoffe und Nährstoffe zu erhalten und den Kaloriengehalt zu reduzieren.

Verwende viel Gemüse: Füge deinen Mahlzeiten reichlich Gemüse hinzu, um Volumen und Ballaststoffe zu erhöhen, während du gleichzeitig Kalorien und Fett reduzierst. Gemüse kann auch als Hauptzutat in Suppen, Salaten oder Pfannengerichten verwendet werden, um den Fettgehalt zu reduzieren.

Vermeide übermäßige Zugabe von Salz und Zucker: Übermäßiger Konsum von Salz und Zucker kann zu erhöhten Kalorien und Fett führen. Verwende stattdessen Kräuter, Gewürze oder Zitronensaft, um den Geschmack deiner Gerichte zu verbessern.

Kontrolliere Portionsgrößen: Achte darauf, die Portionsgrößen im Auge zu behalten und nicht zu große Mengen zu essen, um den Kalorien- und Fettgehalt deiner Mahlzeiten zu kontrollieren.

Bereite Mahlzeiten selbst zuhause zu: Selbstgekochte Mahlzeiten geben dir die Kontrolle über die Zutaten und Portionsgrößen und ermöglichen es dir, Fett und Kalorien besser zu kontrollieren im Vergleich zu Fertigprodukten oder Fast Food.

Probiere kreative und gesunde Alternativen: Experimentiere mit kreativen und gesunden Alternativen wie Gemüsenudeln anstelle von Pasta, griechischem Joghurt anstelle von Sahne oder Apfelmus anstelle von Öl oder Butter in Backrezepten, um den Fett- und Kaloriengehalt zu reduzieren.

Hier ist eine Wocheneinkaufsliste mit gesunden Lebensmitteln, die dir beim Abnehmen helfen können:

Obst und Gemüse:

Äpfel
Bananen
Orangen
Beeren (Erdbeeren, Heidelbeeren, Himbeeren)
Brokkoli
Karotten
Spinat
Gurken
Paprika
Tomaten

Proteinquellen:

Hähnchenbrust ohne Haut
Putenbrust
Fisch (Lachs, Thunfisch, Kabeljau)
Tofu
Quark
Eier

Vollkornprodukte:

Vollkornbrot
Vollkornnudeln
Brauner Reis
Quinoa
Haferflocken

Fettarme Milchprodukte:

Fettarme Milch
Fettarmer Joghurt
Fettarmer Käse

Hülsenfrüchte:

Kichererbsen
Linsen
Kidneybohnen
Schwarze Bohnen

Nüsse und Samen:

Mandeln
Walnüsse
Chiasamen
Leinsamen

Frische Kräuter und Gewürze:

Basilikum
Petersilie
Oregano
Knoblauch
Ingwer
Zimt

Sonstige:

Olivenöl (in Maßen)
Frisches Gemüse zum Salat (Rucola, Feldsalat, etc.)
Wasser
Grüner Tee
Quark oder fettarmer Joghurt als Snack

TEIL 2
WORKOUT/TRAINING

Welche Trainingsart ist für mich am effektivsten, um langfristig abzunehmen: Cardio- oder Krafttraining?

Viele neigen dazu, zuerst an Cardio oder Sport, der viele Kalorien verbrennt, zu denken, wenn sie abnehmen wollen. Das ist jedoch nicht ganz richtig. Langfristig und effektiv nimmst du mit einer Kombination aus Krafttraining und Cardio ab. Der Grund dafür ist, dass du beim Cardio zwar viele Kalorien verbrennst und es dir hilft, Gewicht zu verlieren, es aber langfristig nicht die Lösung ist, um deine „Traumfigur" zu erreichen. Du benötigst über das Verbrennen von Kalorien hinaus ebenfalls einen Reiz, der den Muskelerhalt oder Muskelaufbau fördert, um langfristig abzunehmen und dein Ergebnis halten zu können. Dieser Reiz wird jedoch beim reinen Cardio-Training nicht gesetzt, deshalb solltest du unbedingt auch Krafttraining in dein Training integrieren! Durch das Integrieren von Krafttraining verhinderst du, dass du beim Cardio-Training neben Fett auch Muskulatur abbaust und somit deinen Grund- und Leistungsumsatz senkst. Denn weniger Muskeln bedeuten geringeren Kalorienverbrauch. Andersherum, wenn du Muskulatur im Krafttraining aufbaust, steigt auch dein Grund- und Leistungsumsatz, was wiederum zu einem höheren Kalorienverbrauch führt.

Ein weiterer positiver Effekt dieser Kombination aus Cardio- und Krafttraining ist, dass du nicht nur sicherstellst, dass du keine Muskeln verlierst, sondern auch zusätzlich mehr Fett beim Cardio verbrennst. Da dein

Körper durch den gesetzten Reiz beim Cardiotraining keine Muskelmasse abbaut, konzentriert er sich nun voll und ganz auf die Fettverbrennung und zieht seine Energie nun nur noch aus den Fettreserven, anstatt aus einem Teil Muskulatur und einem Teil Fettreserve.

Stell dir vor, du möchtest eine Skulptur aus Marmor erschaffen, um ein Kunstwerk zu kreieren. Du hast zwei Werkzeuge zur Verfügung: einen Hammer und einen Meißel (Krafttraining) sowie eine Sandstrahlmaschine (Cardio). Wenn du nur die Sandstrahlmaschine verwendest, kannst du zwar große Mengen Marmorstaub wegblasen (Kalorien verbrennen) und die grobe Form der Skulptur erzeugen, aber es wird schwierig sein, feine Details und Strukturen in der Skulptur zu gestalten (Muskelaufbau und Muskelerhalt). Du wirst auch feststellen, dass die Sandstrahlmaschine Marmorstaub und Marmor gleichermaßen entfernt, was dazu führt, dass die Skulptur sowohl an Masse als auch an Form verliert (Muskel- und Fettverlust).

Auf der anderen Seite, wenn du den Hammer und den Meißel verwendest, kannst du gezielt Marmor abschlagen, um die gewünschte Form und Textur zu erzeugen (Krafttraining). Du kannst auch feine Details in der Skulptur ausarbeiten, um ein beeindruckendes Ergebnis zu erzielen (Muskelaufbau). Durch die Verwendung von Hammer und Meißel allein kannst du jedoch nicht so schnell Marmor entfernen wie mit der Sandstrahlmaschine (geringerer Kalorienverbrauch beim Krafttraining im Vergleich zum Cardio).

Aber hier kommt der entscheidende Punkt: Wenn du sowohl den Hammer und Meißel als auch die Sandstrahlmaschine in Kombination verwendest, kannst du die Vorteile beider Werkzeuge nutzen. Du kannst gezielt Marmor abschlagen, um die gewünschte Form zu erzeugen (Krafttraining), während du gleichzeitig Marmorstaub wegbläst, um die grobe Form der Skulptur zu gestalten (Cardio). Auf diese Weise erzielst du nicht nur ein beeindruckendes Ergebnis in Bezug auf die Form und Details der Skulptur (Muskelaufbau und Muskelerhalt), son-

dern du entfernst auch effizienter Marmor und staubst das Kunstwerk ab, um es zu polieren (Fettverbrennung).

WIE SETZE ICH EINEN MUSKELERHALTENDEN ODER AUFBAUENDEN REIZ, DAMIT ICH KEINE MUSKELMASSE ABBAUE?

Option 1: *Intervalltraining:*
Intervalltraining ist eine Trainingsmethode, deren Hauptmerkmal die abwechselnden Belastungs- und Erholungsphasen sind. Die Erholungspausen werden dabei so gestaltet bzw. so kurz gehalten, dass sich der Organismus bis zur nächsten Belastungsphase nicht vollständig erholen kann. Dies soll zu einem besonders intensiven Trainingsreiz führen.

Intervalltraining ist muskelerhaltend und trainiert hauptsächlich die Kraftausdauer, die maximale Sauerstoffaufnahme, Schnelligkeit-Ausdauer sowie die Laktattoleranz bzw. den Laktatabbau. Außerdem kann durch Intervalltraining je nach Auswahl der Übungen auch die inter- und intramuskuläre Koordination verbessert werden.

Begrifflichkeiten:
Laktat = Salz der Milchsäure in der Muskulatur. Spielt eine wichtige Rolle bei starker körperlicher Belastung, um Energie für den Körper freizusetzen. Hierzu wird Zucker in mehreren Schritten zu Laktat abgebaut.

Werden sehr viele Laktate produziert, kommt es zu stark erhöhten Laktatwerten, die schließlich zu einer „Übersäuerung" der Muskulatur führen. Dies kann starke Symptome wie Kopfschmerzen, Müdigkeit, Krämpfe und Muskelschmerzen hervorrufen.

Sprich, wenn also **deine Laktattoleranz** höher ist und der Abbau von Laktat effektiver und schneller verläuft, steigt somit auch deine körperliche Belastbarkeit und Leistungsfähigkeit.
Intermuskuläre Koordination = Zusammenspiel verschiedener Muskeln, um einen bestimmten Bewegungsablauf zu erzielen.
Intramuskuläre Koordination = Zusammenspiel der einzelnen Muskelfasern innerhalb eines Muskels.

Zeiteinheiten:
Die Zeiteinheiten, die sich hier zum Beispiel anbieten sind: 40 Sekunden Belastung und 20 Sekunden Pause oder auch 45 Sekunden Belastung und 15 Sekunden Pause. Achte dabei insbesondere darauf, dass die Belastungszeit höher ist als die Pausenzeit, damit sich dein Körper während der Pause nicht vollständig erholt.

Beispiel 1: Eine mögliche Variante ist 30 Sekunden Belastung und 15 Sekunden Pause.

Beispiel 2: Eine andere Option wäre 1 Minute Belastung und 30 Sekunden Pause.

Beispiel 3: Du könntest auch 20 Sekunden Belastung und 10 Sekunden Pause wählen.

Der limitierende Faktor bei dieser Trainingsmethode ist hauptsächlich deine Kondition. Steigerungen kannst du beim Intervalltraining am sinnvollsten über die Zeit erzielen. Um also einen dauerhaften Trainingsfortschritt zu erzielen, kannst du hier vor allem mit der Erhöhung der Belastungszeiten und der Verringerung der Pausenzeiten arbeiten. Des Weiteren kannst du deine Leistung auch mit der Erhöhung der Gesamtdauer deiner Trainingseinheiten steigern.

Option 2:
Das Hypertrophie-Training, auch bekannt als Muskelaufbau-Training, ist eine Trainingsmethode, die darauf abzielt, den Querschnitt bereits vorhandener Muskelfasern zu vergrößern. Dabei ist es nicht nur wichtig, eine gewisse Reizdauer zu beachten, sondern auch eine bestimmte Stärke und Intensität der Belastung zu erreichen. Das Hauptziel des Hypertrophie-Trainings ist also das Wachstum der Muskulatur in Bezug auf seine Größe, wobei hauptsächlich bereits vorhandene Muskelfasern vergrößert und weniger neue Muskelfasern gebildet werden. Neben dem Muskelwachstum trägt das Hypertrophie-Training auch zum Aufbau von Kraft bei.

Um dieses Ziel so effektiv wie möglich zu erreichen, wird im Hypertrophie-Training mit längeren Pausenzeiten zwischen den Sätzen gearbeitet. Diese Pausen geben dem Muskel ausreichend Erholung, um im nächsten Satz das Maximum an Kraft aufwenden zu können, um das Gewicht zu bewegen.

Ein Beispiel für eine mögliche Satzaufteilung beim Hypertrophie-Training könnte wie folgt aussehen:

Sätze Langhantelbankdrücken mit je 8-10 Wiederholungen
Pausendauer: 60-90 Sekunden zwischen den Sätzen, um dem Muskel ausreichend Erholung zu ermöglichen.
Gewicht: Gewicht wird so gewählt, dass die letzte Wiederholung im jeweiligen Satz gerade noch sauber ausgeführt werden kann, aber nicht mehr viel Reserve vorhanden ist, um den Muskel ausreichend zu fordern.

Tempo: Langsame und kontrollierte Bewegungsausführung, um den Muskeln eine maximale Zeit unter Spannung zu ermöglichen.
Auswahl der Übungen: Übungen, die gezielt die Muskelgruppen ansprechen, die man trainieren möchte, werden ausgewählt.
Progression: Steigerung des Gewichts, der Wiederholungszahlen oder der Reizdauer im Laufe der Zeit, um den Muskeln stetig neue Reize zu bieten und das Muskelwachstum zu fördern.

Der limitierende Faktor bei dieser Trainingsmethode ist die Leistungsfähigkeit des beanspruchten Muskels (Toleranz bis zum Muskelversagen). Steigerungen kannst du hier hauptsächlich über das Gewicht erzielen, aber auch (bis zu einem gewissen Maß) mit Wiederholungen.

VERGLEICH ZWISCHEN INTERVALL- UND HYPERTROPHIE-TRAINING BEZOGEN AUF DIE UMSETZBARKEIT:

Intervall-Training:
Überall möglich, einfach umsetzbar, kein Equipment nötig/möglich mit dem eigenen Körpergewicht.

Hypertrophie-Training:
Schwieriger von überall umsetzbar, Equipment oder Zusatzgewicht nötig, um einen wirksamen Muskelreiz zu setzen und dauerhafte Leistungssteigerung zu erzielen.

AUFBAU VON INTERVALL- UND HYPERTROPHIE-TRAINING IM VERGLEICH:

Intervall-Training:
Zeitorientiert, Belastung/Pause, Steigerung z.B. 40/20, 45/15 ...
Erreichen von hohen Pulsbereichen fördert Kondition, Koordination, Schnelligkeit und Kraftausdauer. Kurze Pausen im Verhältnis zur Belastung.

Hypertrophie-Training:
Wiederholungs- und satzorientiert, Sätze x Wiederholungen, Steigerung z.B. 3 x 8, 3 x 10, 3 x 12, 4 x 10 ...
Fokus liegt auf dem Zielmuskel und nicht auf der Kondition, daher werden Pausenzeiten so gewählt, dass möglichst viel aus der Zeit der Belastung herausgeholt werden kann. Pausenzeiten werden individuell festgelegt, mit Fokus auf der Belastungszeit des Muskels.

Um **Fortschritte im Hypertrophie**-Training zu erzielen, ist es notwendig, den Workload zu steigern.

Der **Workload** setzt sich aus der Anzahl der Sätze, der Wiederholungszahl und dem Gewicht zusammen.

Beispiel:
3 Sätze x 10 Wiederholungen x 20 kg = Workload von 600.

Wenn du regelmäßig Fortschritte im Training erzielen möchtest, musst du den **Workload anpassen,** sonst wird dein Training stagnieren und du wirst keine spürbaren oder sichtbaren **Trainingsfortschritte** sehen.

Es gibt verschiedene Möglichkeiten, den Workload zu erhöhen, um nachhaltige

Fortschritte im Training zu erzielen - Erhöhung der Wiederholungszahl:

Beispiel:

3 Sätze x 12 Wiederholungen x 20 kg = Workload von 720.

Durch die Erhöhung der Wiederholungszahl wird der Workload gesteigert, was zu Trainingsfortschritten führt.

Es ist jedoch langfristig nicht sinnvoll, nur die Wiederholungszahl zu steigern. Du kannst auch das Gewicht erhöhen, um weiterhin effektive Trainingsfortschritte zu erzielen.

Erhöhung des Gewichts:

Beispiel:

3 Sätze x 10 Wiederholungen x 30 kg = Workload von 900.

Durch die Erhöhung des Gewichts wird der Workload gesteigert, was zu Trainingsfortschritten führt.

Natürlich kannst du auch die Anzahl der Sätze erhöhen, jedoch ist dies keine dauerhafte Option, da es ab einer gewissen Anzahl von Sätzen keinen Sinn macht, sie weiter zu erhöhen.

Effektivstes Progressionsschema:

Du erhöhst Wiederholungen und Gewicht:

Anfangsgewicht, 3 x 8 – 3 x 10 – 3 x 12 –
Gewicht erhöhen – 3 x 8 – 3 x 10 – 3 x 12 – ...

Wenn du bei diesem Schema deinen Workload für jedes einzelne Training ausrechnest, wirst du feststellen, dass es Schwankungen in Bezug auf den Workload gibt, die in einer Grafik wie Wellen aussehen. Das ist jedoch völlig normal und sogar wichtig, um deinen Trainingsfortschritt so effektiv wie möglich zu gestalten. Der Grund hierfür ist der trainingswirksame Reiz, welcher das Ziel jedes Trainings ist. Um mit diesem trainingswirksamen Reiz und den nötigen Regenerationszeiten zu arbeiten, ist diese Art der Progression die effektivste und sinnvollste.

DER TRAININGSWIRKSAME REIZ:

Das Prinzip des „trainingswirksamen Reizes“ besagt, dass dein Training eine bestimmte Intensität haben muss, um eine Anpassung deines Körpers auszulösen. Deine Trainingswirksamkeit ist somit direkt von der „richtigen Stärke“ deines Trainingsreizes abhängig.

Bewusst habe ich hier die Formulierung „richtige Stärke“ genutzt und nicht von einem möglichst starken Reiz gesprochen. Der Reiz muss zwar eine bestimmte Intensitätsschwelle überschreiten, um einen wirksamen Reiz und eine Anpassung deines Körpers zu verursachen, darf aber auf der anderen Seite auch eine gewisse Intensitätsschwelle nicht überschreiten, da dies sich eher kontraproduktiv auf deinen Fortschritt auswirkt und zu einer längeren Regenerationszeit führt. Diese Schwellenwerte sind individuell von Mensch zu Mensch unterschiedlich und abhängig vom individuellen Leistungsniveau.

Bei der Reizsetzung wird zwischen verschiedenen Reizen unterschieden: Grundsätzlich unterscheidet man zwischen einem „unterschwelligen Reiz“ und einem **„überschwelligen Reiz“.**

Beim unterschwelligen Reiz kommt es zur Minderung der Leistung, da ein zu geringer Reiz gesetzt wurde, der nicht ausreicht, um das Niveau zu halten.

Der **überschwellige Reiz** wird nochmals in **3 Kategorien** unterteilt:

Ein **schwach überschwelliger Reiz**: Hier findet zwar kein großer Fortschritt statt, er reicht jedoch aus, um den Leistungsstand zu halten und keine Minderung der Leistung erfahren zu müssen.

Ein **stark überschwelliger Reiz** – Optimaler Reiz: Dieser Reiz sollte das Ziel eines jeden effektiven, progressorientierten Trainings sein. Er löst positive Anpassungen deines Körpers und eine Leistungssteigerung aus.

Ein **zu starker überschwelliger Reiz:** Ein zu starker überschwelliger Reiz überlastet deinen Körper und kann zu einer negativen Anpassung deines Körpers führen. Dein Körper benötigt länger zur Regeneration, es kann zu einer Minderung der Leistung kommen und es besteht die Gefahr von anderen Überlastungssymptomen wie Muskelschmerzen, Müdigkeit, Schlafstörungen, Antriebslosigkeit, Unruhe oder auch Depression.

Was passiert nach der Reizsetzung?

Im vorherigen Kapitel ging es hauptsächlich um die richtige und effektive Reizsetzung sowie die verschiedenen Arten von Reizen. Doch was geschieht eigentlich nachdem du einen Trainingsreiz gesetzt hast? Nach der Reizsetzung durchläuft dein Körper verschiedene Phasen:

Die Erschöpfungsphase:
Diese Phase setzt bereits während deines Trainings ein und hält auch nach dem Training noch spürbar

an. Du hast Energie verbraucht und deine Muskulatur beansprucht. Während des Trainings, insbesondere bei ausreichender Intensität, entstehen kleine Risse oder Muskelschäden, die deinem Körper das Signal geben, dass er den Schaden reparieren und sich an den Reiz anpassen muss, um beim nächsten Mal besser standhalten zu können. Diese Beschädigungen und ungewohnten Belastungen führen während und nach dem Training zunächst zu einem Gefühl der Erschöpfung. Nicht nur deine Muskulatur, sondern auch deine Bänder und Gelenke werden beansprucht, was du nach dem Training ebenfalls als ein Gefühl der Erschöpfung wahrnimmst. Nicht nur körperlich, sondern auch mental kann ein Erschöpfungszustand durch entsprechendes Training eintreten, bei dem du dich erst einmal energielos, müde und ausgelaugt fühlen kannst. Zum Glück ist dies jedoch nur ein vorübergehender Zustand, der bei ausreichender Trainingsintensität nicht zu lange anhalten sollte. Nach der Erschöpfungsphase schaltet dein Körper nun in die Erholungsphase um.

Die Erholungsphase (Regeneration):
In dieser Phase benötigt dein Körper zunächst Zeit, um auf die gesetzten Reize bzw. die entstandenen Beschädigungen zu reagieren. Hier findet zunächst das erneute Auffüllen deiner Energiereserven statt, und dein Gefühl von Energie, Wohlbefinden und Konzentration kehrt langsam zurück. Dein Körper bereitet sich in dieser Phase darauf vor, sich positiv anzupassen und die entstandenen „Schäden“ zu reparieren.

Stell dir vor, du bist ein Hausbauunternehmer und dein Körper ist die Baustelle. Während des Trainings leistest du inten-

sive Arbeit, um ein neues Gebäude zu errichten. Das führt zu kleinen Rissen und Schäden am Baugrund, den Wänden und anderen Bauteilen, was du als Erschöpfungsphase spürst.

Nachdem das Training vorbei ist, verlassen die Bauarbeiter die Baustelle und es beginnt die Erholungsphase.

In der Erholungsphase kehren die Bauarbeiter zurück und beginnen, die beschädigten Bauteile zu reparieren und den Baugrund zu stabilisieren. Das entspricht der Reparatur und Wiederherstellung deiner Muskulatur, Energiereserven und mentalen Erschöpfung. Langsam aber stetig wird die Baustelle wieder in einen optimalen Zustand versetzt, bereit für das nächste Bauprojekt.

Während der Erholungsphase füllen sich deine Energiereserven wieder auf, deine Muskeln reparieren sich selbst und passen sich an die Belastung an, und auch dein mentaler Zustand verbessert sich wieder, sodass du dich energiegeladen, erholt und konzentriert fühlst. Je nach Intensität des Trainings und individuellen Faktoren kann die Dauer der Erholungsphase variieren, ähnlich wie die Zeit, die die Bauarbeiter benötigen, um die Reparaturen abzuschließen und die Baustelle wieder optimal herzustellen.

REGENERATION:

In der **Regenerationsphase** findet der größte Teil der **Leistungssteigerung, des Muskelwachstums und der positiven Anpassung deines Körpers statt.** Dein Körper regeneriert nicht nur auf dein bereits bestehendes Leistungsniveau zurück, sondern wenn du ihm genug Zeit gibst, findet eine Steigerung statt und er überkompensiert den gesetzten Reiz. Dies ist eine grundlegende Funktion deines Körpers, um sich auf den nächsten Reiz vorzubereiten und sich entsprechend anzupassen, um beim nächsten Mal besser standhalten zu können.

Durch **regelmäßiges Training** gibst du deinem Körper also das Zeichen, dass du immer wieder einer erhöhten Belastung ausgesetzt bist, was deinen Körper dazu veranlasst, sich **entsprechend anzupassen,** um bei der nächsten Belastung besser standzuhalten. Er benötigt also mehr Energie, mehr Muskelmasse oder mehr Ausdauer, was dazu führt, dass er diese Bereiche je nach Beanspruchung ausbaut und leistungsfähiger wird. Er verstärkt mit der Überkompensation deine Sehnen, Muskeln und Knochen und stellt mehr Energie und Ausdauer bereit.

Ist deine **Regenerationsphase ausreichend lang,** wirst du im Laufe deiner weiteren Trainingseinheiten auf Dauer eine **Leistungssteigerung** erfahren. Du hältst länger durch, fühlst dich nach der gleichen Strecke oder derselben Anzahl an Wiederholungen weniger erschöpft und bist insgesamt belastbarer, ein Prinzip, das als Superkompensation bezeichnet wird.

Nachdem aber nun mehrfach der Punkt aufgekommen ist, wie wichtig eine ausreichende **Länge der Regenerationsphase** ist, ist es erst mal wichtig zu wissen, wie lang eine solche Regenerationsphase eigentlich sein soll. Allgemein kann man sich sehr gut an den **Richtlinien** für eine optimale Regenerationszeit von **48-72 Stunden** orientieren. Die genaue Dauer kann hier jedoch noch mal, je nach Belastungsintensität und Leistungsstand, ein wenig variieren. Eine Ausnahme stellen Profisportler dar, die aufgrund ihres hohen Leistungsniveaus teilweise nur eine Regenerationszeit von 24 Stunden benötigen.

Die goldene Regel bei der Bestimmung der Länge deiner Regenerationsphase ist: Höre aber auch auf dein Körpergefühl. Hast du zwei Tage nach dem Training noch schweren Muskelkater, sodass jeder Schritt eine Qual ist, dann brauchst du noch weitere Erholung. Bei einem besonders anstrengenden oder ungewohnten Training ist es auch nicht ungewöhnlich, wenn ein Erschöpfungsgefühl bis zu einer Woche anhält.

Sei aber auch ehrlich zu dir selbst und lerne einzuschätzen, wie erschöpft du wirklich bist, und lege nicht zu lange Pausen ein, nur weil du deine Muskeln noch ein wenig spürst. Du kannst auch mit Muskelkater (wenn er nicht zu intensiv ist) weitertrainieren. Wenn du den Schmerz deines Muskelkaters auf einer Skala von 1-10 einschätzt, kannst du die betroffenen Muskeln ab einer Stufe von 5 wieder intensiv belasten. Des Weiteren solltest du beachten, in welcher Muskelgruppe du den Muskelkater spürst. Wenn du Muskelkater in deinen Beinen hast, selbst wenn er sich auf einer Skala von 1-10 wie eine 8 anfühlt, ist das kein Grund, warum du andere Muskelgruppen nicht belasten kannst.

REIZSETZUNG UND PROGRESSIONSSCHEMA:

Durch ein **Progressionsschema** (dauerhaftes und gleichmäßiges Erhöhen des Workloads) verhindern wir, dass wir diese Reizschwelle überschreiten oder auch unterschreiten. Durch die wellenförmigen Schwankungen schaffen wir uns die Möglichkeit, eine gute Balance zwischen Regeneration und Reizsetzung zu schaffen. Wir setzen mit diesem Schema also einen optimalen Reiz, der deinen Trainingserfolg am effektivsten fördert.

Der richtige Ausgangspunkt

Belastung und der richtige Wiederholungsbereich bestimmen:

Grundlegend:

Du baust in einem Bereich zwischen 5-30 Wiederholungen Muskeln auf.

Du wirst immer Muskeln aufbauen, sobald du nah genug am Muskelversagen trainierst. Das bedeutet, nach dem Satz solltest du nicht mehr als 1-3 Wiederholungen machen können.

Erst ab einem Bereich von 30 Wiederholungen baust du schlechtere Muskelmasse auf, dein Körper adaptiert nun eher in Richtung Kondition und Ausdauer oder wird mehr laktattolerant

(höherer mentaler Fokus) – weniger Muskelbrennen.

Unter einer Wiederholungszahl von 5 ist dein Muskelaufbau ebenfalls schlechter.

Der Grund dafür ist die Faserrekrutierung. Um einen optimalen Muskelreiz zu setzen, müssen alle Muskelfasern rekrutiert werden, dies ist erst ab einer Wiederholungszahl von 5 möglich.

Bestimmen deines Ausgangspunktes:

Zunächst ist es wichtig, einen Ausgangspunkt deiner Leistung zu ermitteln, um ein sinnvolles Training und ein individuelles Progressionsschema für dich festzulegen.

Als Erstes solltest du je nach deinem Ziel einen Wiederholungsbereich wählen, in dem du trainieren möchtest. Hier kannst du dich an den oben genannten Richtwerten orientieren. Ist dein Ziel also z. B. Muskelaufbau und Kraft, bietet sich gut an, das Hypertrophie-Training und einen Wiederholungsbereich zwischen 8 und 12 **Wiederholungen zu wählen.**

Wie oben schon kurz erwähnt, ist in deinem Fall eine Trainingssteigerung (Erhöhung des Workloads) dieses Musters sinnvoll:

(Sätze x Wiederholungen)
3 x 8 – 3 x 10 – 3 x 12 – Gewicht erhöhen- 3 x 8 – 3 x 10 – 3 x 12 – Gewicht erhöhen...

Führe nun einen **Belastungstest** durch, um dein Ausgangsgewicht zu bestimmen:

Nimm dir Übungen vor, in denen du dich verbessern möchtest.

Im Kraft-/Hypertrophie-Training bietet es sich hier zum Beispiel sehr gut an, sich am „Grundbewegungsmuster" des Menschen zu orientieren:

Oberkörper:
Vertikale Druckbewegung – (Schulterdrücken)
Vertikale Zugbewegung – (Lastzug)
Horizontale Druckbewegung (Brustdrücken)
Horizontale Zugbewegung (Rudern)

Unterkörper:
Kniedominante Bewegung – (Squat)
Hüftdominante Bewegung (Hip Thrust)

Sich an diesen Übungen zu orientieren, hat den Vorteil, dass du deinen Körper sehr funktional, ausgeglichen und alltagsnah trainierst, und jede Muskelgruppe beansprucht wird.

Nun geht es darum, das richtige Gewicht für dich zu ermitteln. Versuche hier auszutesten, wie viel Gewicht nötig ist, um gerade so 8 Wiederholungen mit sauberer Ausführung zu schaffen. **Das Gewicht sollte so hoch sein, dass du nach den 8 Wiederholungen maximal noch 1-3 Wiederholungen schaffen würdest**, bevor dein Muskel versagt und du keine weitere Wiederholung ausführen könntest.

Hast du dieses Gewicht für jede Übung ermittelt, notierst du dir alle Gewichte und nimmst diese als Ausgangsgewicht für deinen kommenden Trainingsprozess.

Anhand des Beispielschemas:
(3 x 8 – 3 x 10 – 3 x 12 – Gewicht erhöhen – 3 x 8 – 3 x 10 – 3 x 12 – Gewicht erhöhen ...)

Zunächst fängst du dein Training mit dem ermittelten Gewicht, 3 Sätzen und 8 Wiederholungen an. Lege am besten gleich zu Anfang regelmäßige Zeitpunkte fest, zu denen du dich steigern möchtest. Zum Beispiel kannst du versuchen, dich alle 3 Wochen zu steigern. Dieser Zeitpunkt ist jedoch ganz von der Häufigkeit deines Trainings abhängig.

Das bedeutet, anhand des Beispiels, dass du 3 Wochen mit dem Anfangsgewicht auf 3 Sätzen und 8 Wiederholungen trainierst. Nach diesen drei Wochen steigerst du dich dann auf 10 Wiederholungen, bleibst aber beim gleichen Gewicht, und so weiter.

Wichtig ist jedoch, dass du die saubere Ausführung und deine Form priorisierst. Sobald du merkst, dass du eine Übung nicht mehr sauber ausführen kannst, solltest du erst mal daran arbeiten, bevor du dich steigerst (auch wenn es vielleicht nach Plan Zeit wäre). Andernfalls schadest du deiner Gesundheit und riskierst Verletzungen, was dich wiederum im Training stark zurückwerfen könnte.

FREQUENZ VOR VOLUMEN IN DEINEM TRAINING:

ZIELSETZUNG ÜBER DIE WOCHE:

Beispiel: 6 Sätze Beine pro Woche
Mögliche Aufteilung – 2 Tage à 3 Sätze / 1 Tag à 6 Sätze

Die Leistungsfähigkeit sinkt während des Trainings von Satz zu Satz. Wahrscheinlich kennst du das, am Ende des Trainings hast du nicht mehr so viel Kraft/Energie wie am Anfang. Wenn du das Maximum aus deinen Übungen herausholen möchtest, ist es effektiver, die Sätze in diesem Fall auf 2 Tage aufzuteilen, anstatt sie an einem Tag zu absolvieren, damit du am Ende der Woche die größte Leistung aus deinem Satzvolumen erzielen kannst.

Ein weiterer Vorteil ist hier auch, dass du das Zusammenspiel von Regeneration und Belastung besser nutzen kannst. Dein Muskel regeneriert sich nur bis zu maximal 72 Stunden. Wenn du deine Beine jedoch nur einmal pro Woche trainierst, überschreitest du diese Regenerationszeit deutlich. Das führt zunächst zu einem Stillstand deiner Leistungssteigerung und bei zu langer Pause sogar zu einer Rückentwicklung.

Natürlich wollen wir das Maximum aus der Reizsetzung herausholen, damit sich das Training auch richtig lohnt. Deshalb ist es wichtig, dass wir diesen Reiz regelmäßig „auffrischen“. Indem du deine Satzanzahl also in diesem Fall auf 2 Tage aufteilst, statt sie an einem Tag zu absolvieren, hast du zwar die gleiche Anzahl an Sätzen, aber mehr effektives Volumen und somit auch eine effektivere Reizsetzung und einen schnelleren Trainingsfortschritt.

Bildliches Beispiel:
Stell dir vor, du hast einen Eimer mit 6 Äpfeln und dein Ziel ist es, diese Äpfel über eine Woche hinweg zu essen, um von ihrer Energie zu profitieren. Du könntest alle 6 Äpfel an einem Tag essen, wenn du viel Zeit und Hunger hast. Aber was passiert dann? Wahrscheinlich wirst du am Ende des Tages ziemlich satt sein und keine Lust mehr auf Äpfel haben. Du wirst möglicherweise auch nicht alle Nährstoffe aus den Äpfeln optimal nutzen können, da dein Körper nicht in der Lage ist, so viele Äpfel auf einmal zu verarbeiten.

Jetzt stell dir vor, du entscheidest dich dafür, die 6 Äpfel auf 2 Tage aufzuteilen, also 3 Äpfel an einem Tag und 3 Äpfel an einem anderen Tag. Du isst immer noch die gleiche Anzahl an Äpfeln insgesamt, aber jetzt hast du die Möglichkeit, die Energie und Nährstoffe aus den Äpfeln besser zu nutzen. Du bist nicht mehr so satt, du kannst die Äpfel besser verdauen und dein Körper kann die Nährstoffe besser aufnehmen. Dadurch erzielst du am Ende der Woche einen größeren Nutzen aus den Äpfeln, obwohl du sie auf mehrere Tage verteilt hast.

Genauso ist es mit deinem Training. Wenn du deine Sätze auf mehrere Tage verteilst, statt sie alle an einem Tag zu absolvieren, kannst du deine Leistungsfähigkeit besser nutzen, deine Muskeln haben mehr Zeit zur Regeneration und du erzielst am Ende bessere Trainingsergebnisse. Es geht also darum, die Frequenz (Anzahl der Trainingseinheiten pro Woche) vor dem Volumen (Anzahl der Sätze pro Trainingseinheit) zu priorisieren, um langfristig effektivere Trainingsergebnisse zu erzielen.

EINE THEORIE DIE DIR HILFT, DIE RICHTIGE ÜBUNGSAUSWAHL ZU TREFFEN:

Die **Theorie der Grundbewegungsmuster des Menschen** wurde von Gray Cook, einem renommierten Physiotherapeuten und Bewegungsexperten, entwickelt. Er identifizierte folgende Grundbewegungsmuster:

Hocken: Hierbei handelt es sich um die Fähigkeit, in die Hocke zu gehen und wieder aufzustehen. Es ist eine grundlegende Bewegung, die beim Heben von Gegenständen oder beim Absenken auf den Boden verwendet wird.

Heben: Dies bezieht sich auf das Anheben von Gegenständen, sei es vom Boden, aus der Hocke oder aus der Kniebeuge. Es beinhaltet das Bücken, um eine Last aufzunehmen und wieder aufzurichten.

Stoßen: Hierbei handelt es sich um das Vorwärtsstoßen von Lasten, wie zum Beispiel das Öffnen einer Tür oder das Schieben eines Einkaufswagens.

Ziehen: Dies bezieht sich auf das Zurückziehen von Lasten, wie zum Beispiel das Ziehen einer Tür oder das Ziehen einer Last über den Boden.

Wenn es darum geht, Kraftübungen in dein Fitnessprogramm einzubauen, macht es absolut Sinn, sich am Grundbewegungsmuster des Menschen zu orientieren. Warum? Weil es dir viele Vorteile im Alltag bringt!

Unser Körper ist von Natur aus darauf ausgelegt, bestimmte Bewegungen effizient und sicher auszuführen. Diese Bewegungen werden als Grundbewegungsmuster bezeichnet und umfassen beispielsweise das Hocken, das Heben, das Stoßen und das Ziehen. Wenn du deine Kraftübungen an diesen Grundbewegungsmustern ausrichtest, trainierst du nicht nur deine Muskeln, sondern förderst auch die natürliche Funktionsweise deines Körpers.

Ein großer Vorteil dieser Herangehensweise ist die Übertragbarkeit auf den Alltag. Die Bewegungen, die du im Fitnessstudio oder beim Training zu Hause trainierst, spiegeln oft Bewegungen wider, die du auch im täglichen Leben ausführst. Zum Beispiel das Heben von Einkaufstüten, das Hocken, um etwas vom Boden aufzuheben, oder das Stoßen, um eine Tür zu öffnen. Indem du diese Bewegungsmuster gezielt trainierst, wirst du im Alltag stärker, leistungsfähiger und effizienter.

Ein weiterer Vorteil ist die Verletzungsprävention. Wenn du deine Muskeln und Gelenke in den Bewegungsmustern trainierst, die dein Körper natürlicherweise ausführt, minimierst du das Risiko von Verletzungen. Denn du stärkst nicht nur deine Muskeln, sondern auch die stabilisierenden Muskeln und Bindegewebe, die deine Gelenke schützen.

Darüber hinaus fördert das Training der Grundbewegungsmuster auch deine funktionelle Fitness. Das bedeutet, dass du nicht nur isolierte Muskeln trainierst, sondern komplexe Bewegungen, die mehrere Muskelgruppen gleichzeitig beanspruchen. Das verbessert deine Koordination, dein Gleichgewicht und deine Körperbeherrschung, was dir im Alltag zugutekommt.

Beispiel Übungen basierend auf dieser Theorie:

Oberkörper:
Liegestütze: Eine klassische Übung für den Oberkörper, die die Brustmuskulatur, Trizeps und Schultern trainiert. Hierbei stützt man sich mit den Händen auf dem Boden ab und drückt den Körper nach oben, um dann wieder abzusenken.

Rudern mit einer Langhantel oder Kurzhanteln: Eine Übung, die den oberen Rücken, die Schultern und die Arme trainiert. Hierbei setzt man sich auf eine Bank oder hält sich in leicht gebeugter Position fest, hält eine Langhantel oder Kurzhanteln in gestreckten Armen und zieht sie dann zu den oberen Bauchmuskeln oder zur Brust hin, indem man die Ellbogen anwinkelt und die Schulterblätter zusammenzieht.

Klimmzüge: Eine anspruchsvolle Übung für den Oberkörper, die vor allem den Bizeps, den Rücken und die Schultern beansprucht. Hierbei hängt man an einer Stange und zieht den Körper nach oben, bis das Kinn über der Stange ist.

Schulterdrücken mit Gewichten: Eine Übung für die Schultern, bei der man Gewichte auf Schulterhöhe hält und sie dann nach oben drückt, bis die Arme gestreckt sind.

Unterkörper:
Kniebeugen: Eine grundlegende Übung für den Unterkörper, die die Oberschenkelmuskulatur, die Gesäßmuskulatur und die Waden trainiert. Hierbei geht man

in die Hocke, bis die Oberschenkel parallel zum Boden sind, und steht dann wieder auf.

Ausfallschritte: Eine Übung für Beine und Gesäß, bei der man einen großen Schritt nach vorne macht und das hintere Knie fast bis zum Boden senkt, bevor man sich wieder aufrichtet und den Schritt mit dem anderen Bein wiederholt.

Kreuzheben: Eine Übung für den unteren Rücken und die Oberschenkel, bei der man eine Langhantel vom Boden hebt, während man mit geradem Rücken in die Hocke geht und dann wieder aufrichtet.

EFFIZIENTE WORKOUT-ALTERNATIVEN FÜR VIELBESCHÄFTIGTE, WENN MAL KEINE ZEIT FÜR MEHR IST:

Schnell und effektiv in Form kommen und bleiben, auch wenn mal keine Zeit für lange Sporteinheiten im Fitnessstudio bleibt.

Als vielbeschäftigter Mensch weißt du, wie kostbar Zeit ist. Zwischen Meetings, geschäftlichen Verpflichtungen und anderen Alltagsaufgaben bleibt oft wenig Raum für ausgiebige Trainingseinheiten im Fitnessstudio. Doch das bedeutet nicht, dass du auf körperliche Aktivität verzichten musst. Mit speziell entwickelten Workouts, die wenig Zeit beanspruchen, kannst du trotz deines vollen Terminkalenders effektiv in Form bleiben und Kalorien verbrennen. Hier sind einige Vorschläge für effiziente Workouts, die du leicht in deinen Busy Schedule integrieren kannst:

High-Intensity-Interval-Training (HIIT): HIIT ist ein intensives Training, bei dem du kurze, aber hochintensive Übungen mit kurzen Erholungsphasen kombinierst. Ein typisches HIIT-Workout kann in nur 20-30 Minuten abgeschlossen werden und ermöglicht es dir, schnell Kalorien zu verbrennen, deine Ausdauer zu verbessern und deine Muskeln zu stärken. Du kannst HIIT-Übungen wie Burpees, Mountain Climbers, Sprünge oder Seilspringen in dein Workout-Programm einbauen und sie auch ohne Fitnessgeräte durchführen.

Bodyweight-Übungen: Du benötigst keine teuren Fitnessgeräte, um effektiv zu trainieren. Mit Bodyweight-Übungen, bei denen du dein eigenes Körpergewicht als Widerstand nutzt, kannst du überall und jederzeit trainieren. Übungen wie Liegestütze, Kniebeugen, Ausfallschritte und Planks können in kurzen Trainingseinheiten eingebaut werden und helfen dir, deine Muskeln zu stärken und Fett zu verbrennen, ohne viel Zeit zu beanspruchen.

Schnelle Cardio-Workouts: Wenn du wenig Zeit hast, ist Cardio-Training eine effiziente Möglichkeit, Kalorien zu verbrennen und deine Ausdauer zu verbessern. Du kannst schnell Cardio-Workouts wie Laufen, Radfahren, Treppensteigen oder Seilspringen in dein tägliches Programm integrieren, indem du kurze, aber intensive Trainingseinheiten von 10-15 Minuten durchführst. Du kannst auch Cardio-Übungen in deinen Arbeitsalltag integrieren, zum Beispiel indem du die Treppe statt des Aufzugs nimmst oder kurze Laufpausen während deiner Mittagspause einlegst.

Es ist wichtig zu betonen, dass diese kurzen intensiven Workouts nicht als Dauerlösung für deinen gesamten Trainingsprozess angesehen werden sollten, sondern eher als Alternative, wenn keine Zeit für längere Sporteinheiten zur Verfügung steht. Obwohl diese kurzen Workouts effektiv sein können, um in kurzer Zeit Ergebnisse zu erzielen und deinen Körper zu fordern, ist es nicht ratsam, sich ausschließlich darauf zu verlassen.

Längere Sporteinheiten, die verschiedene Übungen und Trainingsmethoden einschließen, bieten viele Vorteile für deine Gesundheit und dein Wohlbefinden. Sie ermöglichen eine umfassendere Beanspruchung verschiedener Muskelgruppen, verbessern deine Ausdauer, fördern deine Flexibilität und helfen, deine körperliche Fitness insgesamt zu steigern.

Die kurzen intensiven Workouts können jedoch als Option dienen, wenn die Zeit knapp ist oder es Schwierigkeiten gibt, längere Sporteinheiten in deinen Zeitplan zu integrieren. Sie können eine gute Möglichkeit sein, um in kurzer Zeit effektives Training zu absolvieren und deinen Körper herauszufordern. Es ist jedoch wichtig zu beachten, dass sie nicht die umfassende und vielfältige Wirkung von längeren Sporteinheiten ersetzen können.

Kurze Pausen für Bewegung: Nutze kurze Pausen während deines Arbeitstages, um dich zu bewegen und aktiv zu bleiben. Stehe auf, gehe umher oder führe einfache Dehnübungen durch, um deine Muskeln zu lockern und deine Durchblutung anzuregen. Diese kleinen Bewegungspausen können dazu beitragen, dass du den ganzen Tag über aktiv bleibst und deinen Körper in Bewegung hältst.

Tipps und Ideen wie du im Alltag mehr Bewegung mit deinen Kindern integrieren kannst:

Gemeinsame Outdoor-Aktivitäten: Plane regelmäßige Outdoor-Aktivitäten mit deinen Kindern, wie zum Beispiel Radfahren, Wandern, Skaten oder einfach nur im Park spielen. Outdoor-Aktivitäten bieten eine Vielzahl von Bewegungsmöglichkeiten und ermöglichen es dir und deinen Kindern, die Natur zu genießen und gleichzeitig aktiv zu bleiben.

Familien-Sport: Suche nach Aktivitäten, die die ganze Familie gemeinsam machen kann, wie z. B. Fußball, Basketball, Volleyball oder Badminton. Es kann eine lustige und motivierende Art sein, gemeinsam aktiv zu sein und gleichzeitig familiäre Bindungen zu stärken.

Tägliche Spaziergänge: Nutze die Zeit für gemeinsame Spaziergänge mit deinen Kindern, sei es zur Schule, zum Einkaufen oder einfach nur in der Nachbarschaft. Spaziergänge sind eine einfache Möglichkeit, Bewegung in den Alltag zu integrieren und Zeit miteinander zu verbringen.

Spielplatz-Besuche: Besuche regelmäßig Spielplätze in deiner Nähe und spiele aktiv mit deinen Kindern. Klettern, Rutschen, Schaukeln und andere Aktivitäten auf dem Spielplatz können Spaß machen und körperliche Aktivität fördern.

Bewegungspausen: Füge in den Alltag kurze Bewegungspausen ein. Das können kurze Tanzpartys, Wettrennen im Garten oder Mini-Workouts sein, die Spaß machen und zusätzlich die Energie deiner Kinder aktivieren.

Aktive Verkehrsmittelwahl: Entscheide dich für aktive Verkehrsmittel wie das Fahrrad oder das Rollerfahren, um kurze Strecken zurückzulegen, anstatt das Auto zu benutzen. Das ist nicht nur umweltfreundlich, sondern fördert auch die Bewegung und stärkt die Muskulatur.

Familienausflüge: Plane regelmäßige Familienausflüge, wie zum Beispiel Wandern, Geocaching, Picknicken oder Ausflüge in die Natur. Solche Ausflüge bieten eine tolle Möglichkeit, sich zu bewegen, die Natur zu erkunden und gemeinsam Zeit zu verbringen.

➤ Indem du Bewegung in den Alltag deiner Familie integrierst, kannst du einen gesunden, aktiven Lebensstil fördern und gleichzeitig wertvolle Zeit mit deinen Kindern verbringen.

FETTVERBRENNUNG IN KOMBINATION MIT BEWEGUNG

Lokale Fettverbrennung

Ein Mythos! Du kannst Fett nicht nur an einer Stelle gezielt abtrainieren. Auch wenn du noch so viele Bauch-, Arm- oder Beinübungen machst, wirst du dadurch nicht genau an diesen Stellen Fett verlieren. Jeder Körper ist genetisch anders strukturiert und baut Fett unterschiedlich schnell ab. Manche bauen zuerst Fett an den Armen ab, andere zum Beispiel zuerst an den Beinen.

Natürlich wirst du auch an den ungeliebten Problemzonen Fett verlieren, solange du durch ein Kaloriendefizit stetig Fett abbaust. Aber auf die Reihenfolge, wo du zuerst und wo du zuletzt Fett verlierst, hast du leider keinen Einfluss, auch nicht durch gezielte Übungen, die die Muskeln in dieser „Problemzone“ trainieren. Ein klassisches Beispiel hierfür ist der „flache und definierte“ Bauch. Selbst wenn du noch so viele Bauchübungen machst und dadurch vielleicht sehr starke Bauchmuskeln bekommst, sieht man diese nicht, solange du eine Fettschicht über deinen Muskeln hast. Am Ende hängt die Sichtbarkeit deiner Bauchmuskeln von deinem Körperfettanteil ab.

Hierzu gibt es einige wissenschaftliche Erkenntnisse, die unterstützen, dass es keine gezielte oder lokale Fettverbrennung gibt. Hier sind einige Studien, die diese Behauptung unterstützen:

Studie von Vispute et al. (2011): In dieser Studie wurden 104 Probanden in zwei Gruppen aufgeteilt, eine Gruppe, die Bauchmuskelübungen durchführte, und eine Kontrollgruppe, die keine spezifischen Übungen durchführte. Die Studie ergab, dass es keine signifikanten Unterschiede in Bezug auf die Fettreduktion an der Bauchregion zwischen beiden Gruppen gab. Die Ergebnisse legen nahe, dass gezielte Bauchmuskelübungen allein nicht ausreichen, um lokal Fett zu verbrennen.

Studie von Giebler et al. (2018): In dieser Studie wurden 40 Probanden in zwei Gruppen aufgeteilt, eine Gruppe, die eine Lymphdrainage-Behandlung an den Oberschenkeln erhielt, und eine Kontrollgruppe, die keine Behandlung erhielt. Die Studie ergab, dass es keine signifikanten Unterschiede in Bezug auf die Fettreduktion an den Oberschenkeln zwischen beiden Gruppen gab. Die Ergebnisse deuten darauf hin, dass Lymphdrainage-Behandlungen allein nicht in der Lage sind, lokal Fett zu verbrennen.

Studie von Stallknecht et al. (2007): In dieser Studie wurden 16 Probanden untersucht, die eine einstündige Fahrradfahrt mit einem Bein durchführten, während das andere Bein ruhte. Die Studie ergab, dass es keine signifikanten Unterschiede in Bezug auf die Fettreduktion zwischen den beiden Beinen gab. Die Ergebnisse legen nahe, dass körperliche Aktivität an sich nicht in der Lage ist, lokal Fett zu verbrennen.

Wann du Fett verbrennst:

Um zu verstehen, wann du Fett verbrennst, ist es erst einmal wichtig zu wissen, in welcher Reihenfolge dein Körper dir Energie bereitstellt. Die Energiebereitstellung findet in 3 Stufen statt.

3 Stufen der Energiebereitstellung

Das Leeren der Energiespeicher erfolgt in folgender Reihenfolge:

Energiebereitstellung aus ATP
Energiebereitstellung aus Kohlenhydraten
Energiebereitstellung aus Fettreserven

Wenn man sich diese Stufen anschaut, könnte man im ersten Moment meinen, dass Sport erst nach einer gewissen Anzahl an Minuten, wenn der Körper in die direkte Fettverbrennung geht, effektiv wird. Das ist jedoch nicht richtig.

Selbst wenn du manchmal während einer Sporteinheit nicht direkt in die Fettverbrennung gehst, sondern erst nur die Energiespeicher 1 und 2 leerst, war es trotzdem förderlich für deine Fettverbrennung.

Das hat einen einfachen Grund.

Bei jeder Bewegung oder Aktivität, die nach dem Sport folgt, fängt dein Körper nicht wieder an, erst mal Speicher 1 und 2 zu leeren, da sie nun schon leer sind. Nun greift er bei jeder folgenden Aktivität direkt auf deine Energiespeicher der Fettreserven zurück.

Also Mythen wie „Sport ist erst ab 20 Minuten sinnvoll für die Fettverbrennung" stimmen so nicht. Am Ende des Tages hängt die Fettverbrennung von deiner Gesamtkalorienbilanz ab. Hast du ein Kaloriendefizit erreicht, verbrennst du Fett, egal ob du schon direkt in der Sporteinheit in der Fettverbrennung bist oder im Laufe des Tages.

Es gibt jedoch einen kleinen Trick, den du dir zunutze machen kannst:

Eine Kombination aus Kraft- und Cardiotraining.
Wenn du nach einer intensiven Krafteinheit zum sogenannten „Ausbrennen" noch eine relativ entspannte Cardiotrainingseinheit anfügst, kannst du dir diese Stufen der Energiebereitstellung zunutze machen. Wenn du ein intensives Krafttraining gemacht hast, hast du normalerweise bereits mindestens Speicher 1 und 2 geleert. Vielleicht bist du sogar schon bis zum Speicher 3 gekommen. Aber nehmen wir mal an, Speicher 1 und 2 sind nach der Krafteinheit geleert.

Wenn du nun noch eine halbe Stunde Cardiotraining hinzufügst, hast du die komplette Cardiotrainingseinheit in der direkten Fettverbrennung. Jede Bewegung, die du nun nach dem Krafttraining, also dem Leeren von Speicher 1 und 2, machst, trägt direkt zur Fettverbrennung bei. Klingt das nicht verlockend? Und das Beste daran ist, dass diese Cardiotrainingseinheit keine HIIT-Einheit sein muss oder eine besonders hohe Intensität haben muss. Nein, im Gegenteil, es ist sogar effektiver für deine Fettverbrennung, wenn du hier eine eher entspanntere Einheit anfügst. Eine Option ist hier das Fahrrad, der Crosstrainer oder auch schnelles Gehen auf dem Laufband. Alles gerne bei

ESSEN UND TRINKEN VOR UND NACH DEM WORKOUT

Ob du am Ende **Fett verlierst**, steht und fällt, wie schon mehrfach betont, mit dem **Kaloriendefizit und nicht damit, wann du isst.**

Wenn du versuchst, abzunehmen, kannst du natürlich versuchen, vor dem Training einen kleinen Snack zu essen oder auf nüchternen Magen zu trainieren. Nüchtern zu trainieren, vor allem morgens, bringt mit sich, dass deine Energiespeicher leer sind und dein Körper so auf Fett als Energiequelle zurückgreift. Hört sich erst mal verlockend an, aber allein dadurch verbrennst du im Gesamtverlauf mehr Fett. Gleichzeitig bedeutet es auch, dass du weniger Energie beim Training hast und dein Training weniger intensiv ist, wodurch du im Zweifel dann auch einen geringeren Kalorienverbrauch/Muskelreiz hast.

Wenn du vorher etwas gegessen hast, greift dein Körper zunächst zwar erst mal auf dies als Energiequelle zurück und geht nicht sofort in die direkte Fettverbrennung über, du hast jedoch beim Training mehr Energie. Und mehr Energie im Training = mehr Leistung = höherer Kalorienverbrauch.

Dein Training ist lange nicht uneffektiver. Also auch wenn du während des Trainings noch nicht in die direkte Fettverbrennung kommst, fördert es deine Fettverbrennung im Allgemeinen.

Wenn du vor dem Training isst, beachte aber neben dem Aspekt, dass es in deine Gesamtbilanz passen muss, um dein Kaloriendefizit zu erreichen, dass du das Richtige isst.

Wenn du viele **Kohlenhydrate** isst, solltest du ca. 3 Stunden Pause lassen, bevor du trainierst, damit dein Körper Zeit hat, sie zu verarbeiten und sie dir in Form von Energie im Training bereitstellen kann.

Proteine kannst du auch gern vor dem Training zu dir nehmen, diese brauchen zwar auch ihre Zeit, um verarbeitet zu werden, aber stehen dir dann zur Regeneration und zum Wiederaufbau deiner im Training „beschädigten" Muskelfasern zur Verfügung.

Das heißt, es macht Sinn für deinen Muskelaufbau und Trainingsfortschritt schon vor dem Training Proteine zu dir zu nehmen, damit sie unmittelbar nach dem Training bereits verarbeitet sind und deinem Körper beim Regenerieren helfen können. Nimmst du Proteine nach dem Training zu dir, ist das nicht falsch, aber sie brauchen dann noch eine gewisse Zeit, um verarbeitet zu werden und deinem Körper zur Verfügung zu stehen. Sie können also nicht direkt schon nach dem Training von deinem Körper „genutzt" werden.

Trinken und die Auswirkungen auf deine Leistungsfähigkeit
Dehydration, oder ein Mangel an ausreichender Flüssigkeitszufuhr, kann erhebliche Auswirkungen auf die körperliche und geistige Leistungsfähigkeit haben. Wasser ist für zahlreiche lebenswichtige Funktionen im Körper verantwortlich, einschließlich der Regulierung von Körpertemperatur, Nährstofftransport, Stoffwechselprozessen und Gehirnfunktionen. Wenn der Körper nicht ausreichend mit Wasser versorgt wird, kann dies zu einer Beeinträchtigung der Leistungsfähigkeit führen.

Körperliche Leistungsfähigkeit: Dehydration kann die körperliche Leistungsfähigkeit beeinträchtigen, insbesondere bei intensiven körperlichen Aktivitäten. Wasser ist ein wesentlicher Bestandteil von Blut und Muskeln, und ein Flüssigkeitsmangel kann zu einer Verringerung des Blutvolumens führen, was wiederum die Herz-Kreislauf-Funktion beeinträchtigen kann. Eine verminderte Durchblutung der Muskulatur kann zu Muskelkrämpfen, Müdigkeit und einem verminderten Leistungsvermögen führen. Studien haben gezeigt, dass eine Dehydration von nur 2 % des Körpergewichts zu einer spürbaren Verringerung der körperlichen Leistungsfähigkeit führen kann, einschließlich Ausdauer, Kraft und Schnelligkeit.

Kognitive Leistungsfähigkeit: Wasser spielt auch eine entscheidende Rolle für die kognitive Leistungsfähigkeit, also für die geistige Leistungsfähigkeit. Das Gehirn benötigt ausreichend Flüssigkeit, um optimal zu funktionieren. Dehydration kann zu Konzentrationsschwierigkeiten, verlangsamter Reaktionszeit, Gedächtnisproblemen und verminderter mentaler Klarheit führen.

Studien haben gezeigt, dass schon ein geringer Flüssigkeitsverlust von 1-2 % des Körpergewichts die kognitive Leistungsfähigkeit beeinträchtigen kann, insbesondere bei anspruchsvollen kognitiven Aufgaben.

Sportliche Leistungsfähigkeit:
Bei sportlichen Aktivitäten ist eine ausreichende Flüssigkeitszufuhr besonders wichtig, um die Leistungsfähigkeit zu erhalten. Dehydration kann die Ausdauerleistung verringern, die Herzfrequenz erhöhen, die Körpertemperatur erhöhen und das Risiko von Hitzekrämpfen, Hitzschlag und anderen hitzebedingten Erkrankungen erhöhen. Athleten sollten darauf achten, vor, während und nach dem Training oder Wettkampf ausreichend Flüssigkeit zu sich zu nehmen, um die optimale Leistungsfähigkeit aufrechtzuerhalten.

SCHLAF UND REGENERATION, STRESS

Schlaf

Du weißt sicherlich, dass ausreichender Schlaf wichtig ist, oder? Aber bist du dir wirklich bewusst, wie bedeutend dein Schlaf für dich ist? Viele von uns schlafen zu wenig! Natürlich gibt es oft externe Einflüsse, die uns daran hindern, genug zu schlafen, sei es die Kinder, ein langer Arbeitstag oder ein Abendessen mit Freunden, das sich in die Länge zieht. Aber trotzdem solltest du deinen Schlaf so oft wie möglich zur Priorität machen. Denn dein Schlaf hat einen enormen Einfluss auf deine Fitness, Leistungsfähigkeit, Wohlbefinden und sogar auf dein Gewicht. Es wird empfohlen, täglich etwa 7-9 Stunden Schlaf zu bekommen. Schlaf spielt nicht nur eine wichtige Rolle für dein Wohlbefinden und um dich energiegeladen zu fühlen, sondern auch für deine Regeneration und deinen Abnehmprozess, man spricht sogar von „Schlankschlafen“. Etwa 7 Stunden sind die ideale Mindestdauer. Natürlich variiert der Schlafbedarf von Person zu Person aufgrund individueller Genetik und kann auch von Tag zu Tag unterschiedlich sein. Manche Menschen benötigen generell etwas mehr Schlaf und Regeneration, während andere mit weniger auskommen. Auch abhängig von deinem Tag und wie anstrengend er war, ob du viel Sport getrieben hast, emotional beansprucht warst oder auf der Arbeit besonders gefordert warst. Wenn dein Tag sehr anstrengend war, benötigt dein Körper entsprechend mehr Schlaf und Regeneration. Auch das Geschlecht kann einen Einfluss haben, denn Frauen benötigen im Durchschnitt etwas mehr Schlaf als Männer. Der Grund dafür liegt im komplexeren Aufbau und der unterschiedlichen Vernetzung des weiblichen Gehirns im Vergleich zum männlichen Gehirn. Studien zufolge denken Frauen mehr und oft komplexer, besonders in Bezug auf Zukunftsplanung oder emotionale Themen. Das führt zu einem höheren Energieverbrauch und mehr Anstrengung, was wiederum zu einem höheren Bedarf an Regeneration und Schlaf führt. Weitere Einflussfaktoren auf die benötigte Schlafdauer können unter anderem die Schlafqualität, der Hormonhaushalt, die Tageszeit, Helligkeit/Dunkelheit und dein emotionaler Zustand sein.

Schlafphasen:

Während des Schlafs durchlaufen wir idealerweise verschiedene Phasen, die etwa 90 Minuten dauern.

5 Phasen:

Einschlafphase
Leichtschlafphase
Tiefschlafphase *(hier findet der größte Teil der Regeneration statt)*
Erneute Tiefschlafphase
REM-Phase (Traumphase)

In der **Tiefschlafphase** (bis zu 1 Stunde) findet der Großteil deiner Regeneration statt. Hier lädt dein Körper seine Reserven auf, Zellen regenerieren sich, Muskeln werden verstärkt durchblutet und Gewebe wird repariert. In der REM-Phase (Rapid Eye Movement) regeneriert und verarbeitet dein Geist Geschehnisse des Tages durch Träume.

Hormone sind abhängig von deinem Schlaf und essenziell für dein Körperfett Anteil/Gewicht und deine Fitness:

Leptin: Das „Sättigungshormon" wird hauptsächlich von den Fettzellen produziert und spielt eine wichtige Rolle bei der Steuerung des Appetits, indem es dem Gehirn signalisiert, wenn wir satt sind. Es hilft auch bei der Regulation von Körpergewicht und Stoffwechsel. Bei ausreichendem und tiefem Schlaf wird Leptin verstärkt ausgeschüttet, was wiederum das Hormon Ghrelin hemmt, damit man nicht vor Hunger aufwacht. Bei kurzen Schlafphasen kommt es zu einer geringeren Hormonausschüttung, wodurch Kurzschläfer oft hungriger aufwachen, mehr essen und tendenziell eher zur Gewichtszunahme neigen.

Ghrelin: Ghrelin ist ein Hormon, das in der Magenschleimhaut produziert wird und das regulierende Hormon von Insulin und dem Glukosestoffwechsel ist. Durch Schlafmangel steigt der Spiegel an Ghrelin an und führt zu einem größeren Hungergefühl.

Melatonin: Melatonin ist unser Schlafhormon und kann durch Schlafmangel, unregelmäßige Schlafzeiten oder andere Faktoren, die den Schlafrhythmus beeinträchtigen, gestört werden. Eine Störung dieses Hormons beeinflusst den Stoffwechsel negativ und kann daher ebenfalls zu einem gestörten Hungergefühl führen.

Cortisol: Cortisol ist ein Hormon, das den Stoffwechsel beeinflusst. Schlafmangel führt zu einer höheren Ausschüttung von Cortisol, was einen negativen Einfluss auf den Stoffwechsel hat. Durch die erhöhte Ausschüttung von Cortisol benötigt der Körper kurzfristig mehr Energie und zieht diese auch aus der Muskelmasse, was zum Verlust von Muskulatur führt. Dies wiederum hat einen negativen Einfluss auf den Gesamt-Kalorienverbrauch (weniger Muskeln = geringerer Energieverbrauch).

Somatotropin: Somatotropin ist ein Hormon mit anaboler Wirkung, das durch Schlafmangel zu wenig produziert wird, was zu einem Mangel führen kann. Ein Mangel dieses Hormons hat einen negativen Einfluss auf die Bildung/Erhalt von Muskulatur sowie auf die Funktion des Stoffwechsels und die Fettreduktion.

Dopamin: Dopamin ist das „Glückshormon“. Durch Schlafmangel steigt der Verbrauch von Dopamin und es wird mehr Cortisol ausgeschüttet. Dadurch verspürt man weniger Glücksgefühle und mehr Stress, was wiederum den Appetit steigern kann und zu einem vermehrten Verlangen nach süßen Snacks führen kann, um den Mangel an Glückshormonen zu kompensieren.

Zusammenfassend:

Wenn diese Hormone durch zu wenig Schlaf aus dem Gleichgewicht geraten, kann es zu Störungen kommen, die deine Fitness negativ beeinflussen. Du verspürst ein stärkeres Hungergefühl, wirst langsamer satt als normal und speicherst schneller Fett. Deine Stoffwechselfunktion wird gehemmt und du neigst dazu, öfter zu süßen Snacks zu greifen. Deine Muskulatur kann abgebaut werden und es kann zu einem geringeren Energie- und Kalorienverbrauch führen. Das hört sich zunächst alles furchtbar an, aber du solltest dir nicht zu viele Sorgen machen. Diese negativen Auswirkungen treten auch bei Schlafmangel nur in einem gewissen Maße auf und haben nur bis zu einem gewissen Maße Auswirkungen auf deinen Fortschritt und deinen Körper. Du brauchst keine Angst zu haben, dass du durch etwas weniger Schlaf plötzlich viel Fett aufbaust, dein Stoffwechsel sich drastisch verschlechtert und du deine hart erarbeitete Muskelmasse verlierst. Es ist auch bei Schlafmangel oder zu wenig Schlaf wie empfohlen möglich, ein gutes äußeres Erscheinungsbild zu erreichen und Fortschritte im Training zu machen. Es ist jedoch härter, dauert länger und erfordert mehr Durchhaltevermögen. Wenn du deinen Fortschritt positiv beeinflussen und fördern möchtest, versuche möglichst auf die empfohlenen 7-9 Stunden Schlaf zu kommen.

Es gibt zahlreiche wissenschaftliche Studien, die darauf hindeuten, dass ausreichender Schlaf ein Faktor sein kann, der dabei hilft, Fett leichter zu reduzieren. Hier sind einige Studien, die diese Beziehung unterstützen:

Studie von Nedeltcheva et al. (2010): In dieser randomisierten, kontrollierten Studie wurden 10 übergewichtige Probanden in zwei verschiedenen Phasen untersucht: eine Phase mit ausreichendem Schlaf (8,5 Stunden pro Nacht) und eine Phase mit eingeschränktem Schlaf (5,5 Stunden pro Nacht). Die Studie ergab, dass während der Phase mit ausreichendem Schlaf mehr Fett (56 % mehr) im Verhältnis zur Muskelmasse verloren wurde im Vergleich zur Phase mit eingeschränktem Schlaf. Die Ergebnisse legen nahe, dass ausreichender Schlaf die Fettreduktion erleichtern kann.

Studie von Markwald et al. (2013): In dieser Studie wurden 16 gesunde Erwachsene in zwei Gruppen unterteilt, eine mit ausreichendem Schlaf (9 Stunden pro Nacht) und eine mit eingeschränktem Schlaf (5 Stunden pro Nacht) für 5 Nächte. Nach der Schlafbeschränkung zeigte die Gruppe mit eingeschränktem Schlaf eine verminderte Insulinsensitivität, was auf eine verminderte Fähigkeit des Körpers hinweist, auf Insulin zu reagieren und Glukose effizient zu nutzen. Insulinsensitivität ist ein wichtiger Faktor für den Stoffwechsel von Fetten im Körper. Die Studie legt nahe, dass ausreichender Schlaf eine Rolle bei der Aufrechterhaltung der Insulinsensitivität spielt und somit die Fettreduktion unterstützen kann.

Studie von Spaeth et al. (2013): In dieser randomisierten, kontrollierten Studie wurden 10 gesunde, normalgewichtige Probanden in zwei verschiedenen Phasen untersucht: eine Phase mit ausreichendem Schlaf (9 Stunden pro Nacht) und eine Phase mit eingeschränktem Schlaf (4,5 Stunden pro Nacht) für 4 Nächte. Die Studie ergab, dass während der Phase mit ausreichendem Schlaf die Probanden weniger Hungerhormone, wie Ghrelin, hatten und sich satter fühlten, im Vergleich zur Phase mit eingeschränktem Schlaf. Dies könnte dazu beitragen, dass weniger Kalorien aufgenommen werden und somit die Fettreduktion unterstützt wird.

Tipps, um Schlafmangel entgegenzuwirken:

Mit diesen Tipps kannst du, auch wenn du nicht immer auf die optimale Schlafdauer kommst, einem potentiellen Schlafmangel entgegenwirken.

Verbessere deine Schlafqualität und nutze die zur Verfügung stehenden Stunden so effektiv, wie möglich.

1. Essen und Trinken

Snacks am Abend:

Versuche Zucker- und fettreiche Snacks am Abend zu vermeiden, um einem zu hohen Anstieg von Insulin entgegenzuwirken, der zu einem unausgeglichenen Blutzuckerspiegel führen kann. Greife lieber zu leichtverdaulichen Snacks wie Joghurt, Quark, Mandeln oder ungesüßter Erdnussbutter. Diese wirken sich positiv auf deine Schlafqualität aus.

Abendessen:
Versuche, deine letzte große Mahlzeit ca. 3 Stunden vor dem Schlafengehen einzunehmen, um deinem Körper die Möglichkeit zu geben, vor dem Schlafen den Großteil der Verdauungsarbeit zu erledigen. So kann er sich während deines Schlafes ganz auf deine Regeneration konzentrieren. Das wirkt sich nicht nur auf die gesamte Schlafphase aus, sondern fördert auch die Länge deiner Tiefschlafphase.

Warmes Getränk vor dem Schlafen:
Kamillentee oder warme Milch können förderlich sein. Kamillentee fördert Entspannung, wirkt Ängsten und Depressionen entgegen und stärkt das Immunsystem. Er enthält das Antioxidans Apigenin, das sich in deinem Gehirn an Rezeptoren bindet, Müdigkeit fördert und Schlaflosigkeit verhindert. Warme Milch am Abend wirkt durch das enthaltene Tryptophan (eine Aminosäure) fördernd für die Produktion von Serotonin. Dieses Hormon wiederum fördert Entspannung, verbessert die Stimmung und ist eine Art „Vorprodukt" für die Synthese von Melatonin (unserem Müdigkeitshormon).

Vermeide Koffein und Alkohol:
Koffein hat, wie wahrscheinlich bekannt, eine aufputschende Wirkung und ist daher kontraproduktiv für unseren Einschlafprozess und die Schlafqualität.

Alkohol mag im ersten Moment zwar müde machen, ist aber vor allem kontraproduktiv für die Qualität und Tiefe deines Schlafes. Dein Körper ist während deines

Schlafes damit beschäftigt, den Alkohol zu verarbeiten, was ihn viel Energie kostet. Außerdem wird deine Tiefschlafphase durch Alkoholkonsum um ein Vielfaches verkürzt oder sogar ganz verhindert.

2. Entspannung

Arbeit und Schlaf trennen:
Versuche, Arbeit und Schlaf örtlich zu trennen, also keine Arbeit im Schlafzimmer! Wenn deine Arbeit im Schlafzimmer zu präsent ist, hindert es dich daran, abzuschalten, auf andere Gedanken zu kommen und zu entspannen, was vor allem fatal ist, wenn du versuchst, einzuschlafen. Versuche auch, zeitlich zwischen deiner Arbeit und dem Einschlafen eine Trennung von mindestens 2 Stunden einzulegen. Gib deinen Gedanken Zeit, abzuschalten und Distanz zur Arbeit zu gewinnen, bevor du versuchst, einzuschlafen.

Vermeide Technik im Bett
Das sogenannte „blaue Licht" von Bildschirmen (z. B. Handybildschirme, Computerbildschirme, Fernsehbildschirme) mindert die Produktion unseres „Müdigkeitshormons" Melatonin und stört deinen zirkadianen Rhythmus, der beispielsweise auch dafür sorgt, dass du morgens aufwachst, sobald es hell wird. Nicht nur die Bildschirme stellen eine „Gefahr" für deine Schlafqualität dar, sondern auch der Inhalt, den du konsumierst. Durch bestimmte Inhalte können Angst und Depressionen gefördert werden und dazu führen, dass du über gewisse Themen nachdenkst, die verhindern, dass du abschalten und zur Ruhe kommen kannst. Dies ist besonders der Fall, wenn du kurz vor dem Schlafen noch Zeit auf Social Media verbringst.

Positive Wirkung auf deine Entspannung am Abend haben zum Beispiel

Meditation, Yoga, Stretching, entspannende Musik, frische Luft und Tagebuch schreiben, um Gedanken loszuwerden.

3. Rhythmus und feste Schlafzeiten

Ein fester Schlafrhythmus bedeutet, dass du jeden Tag zur gleichen Zeit ins Bett gehst und zur gleichen Zeit aufstehst. Dies hilft deinem Körper, sich an einen bestimmten Schlaf-Wach-Zyklus zu gewöhnen. Eine konstante Schlafenszeit kann sich positiv auf deine Schlafqualität auswirken, da es deinem Körper ermöglicht, sich auf bestimmte Zeiten einzustellen und besser vorzubereiten. Deine innere Uhr, auch bekannt als zirkadianer Rhythmus, reguliert viele biologische Prozesse in deinem Körper, einschließlich der Hormonproduktion.

Durch einen festen Schlafrhythmus kann dein Körper Hormone wie Cortisol und Melatonin besser regulieren. Cortisol ist ein Hormon, das mit Stress in Verbindung gebracht wird und normalerweise morgens erhöht ist, um dich wach und alert zu halten. Eine stabile Schlafenszeit kann dazu beitragen, dass dein Cortisolspiegel am Morgen richtig reguliert wird, was deinen Tagesablauf verbessern kann.

Melatonin ist ein Hormon, das für die Regulierung des Schlaf-Wach-Zyklus verantwortlich ist und normalerweise abends erhöht ist, um dir bei der Vorbereitung auf den Schlaf zu helfen. Durch einen festen Schlafrhythmus kann dein Körper die Produktion von Melatonin entsprechend anpassen, um dir beim Einschlafen zu helfen und eine erholsame Nachtruhe zu fördern.

Ein fester Schlafrhythmus kann auch dazu beitragen, Schlafstörungen vorzubeugen und deine allgemeine Erholung zu verbessern. Wenn dein Körper an regelmäßige Schlafenszeiten gewöhnt ist, kann er effizienter in den verschiedenen Schlafphasen wechseln und sich besser erholen. Es ist wichtig zu beachten, dass jeder Mensch unterschiedliche Schlafbedürfnisse hat, daher ist es wichtig, einen Schlafrhythmus zu finden, der für dich am besten funktioniert und deinen individuellen Bedürfnissen entspricht.

TEIL 3
MINDSET

WAS BRINGT DICH DAZU, DEIN ZIEL ZU ERREICHEN UND ES DAUERHAFT ZU HALTEN?

Motivation?

Nein, Motivation ist eine Emotion, die wie jede andere Emotion schwankt. Es gibt Tage, an denen ist deine Motivation hoch, an anderen ist sie eher niedrig. Das ist kein Faktor, von dem du dein Training oder deinen gesunden Ernährungsplan abhängig machen solltest. Weder auf Gefühle noch auf Motivation kannst du dich verlassen, da sie schwanken und von vielen Faktoren beeinflusst werden können. Natürlich ist Motivation eine tolle Ergänzung, die alles leichter machen kann, daher ist es wichtig, die Motivation so hoch wie möglich zu halten. Aber sie sollte nicht deine Basis darstellen. Wenn du auf deine Motivation wartest, wirst du dein Ziel nicht erreichen.

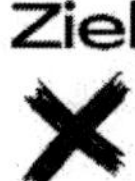

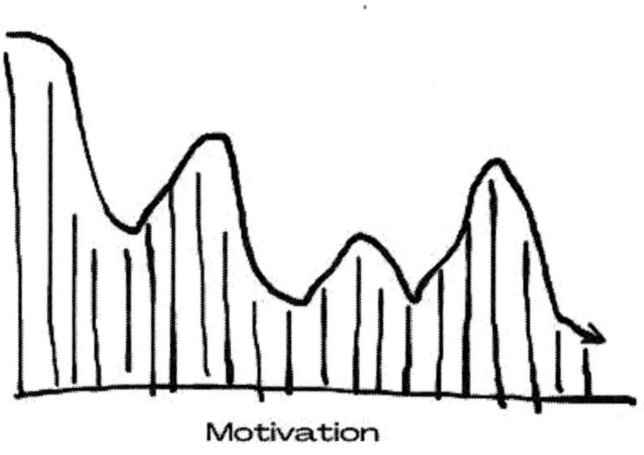

Disziplin?
Nein!

Obwohl viele es meinen, ist Disziplin allein nicht die Lösung. Wenn du nur mit Disziplin dauerhaft an deinen Zielen arbeitest, raubt das unglaublich viel Energie – und das sollte natürlich auch nicht dein langfristiges Ziel sein. Mit Disziplin arbeitest du gegen dein Bauchgefühl, Herz und Seele und quälst dich jedes Mal aufs Neue, um deine Ziele zu erreichen. Dabei bleibt die Freude auf der Strecke und allein der Gedanke daran zieht schon Energie ab. Es kostet nicht nur Energie in der Sache selbst, wie zum Beispiel beim Training, sondern auch in anderen Lebensbereichen wie im Alltag oder im Beruf. Du kämpfst jedes Mal aufs Neue gegen etwas an. Und das ist definitiv nicht unser Ziel. Du sollst durch das Erreichen deiner Ziele nicht ständig Energie verlieren und dich schlechter fühlen, sondern neue Energie und Wohlbefinden gewinnen. Du solltest also langfristig nicht nur auf Disziplin bauen.

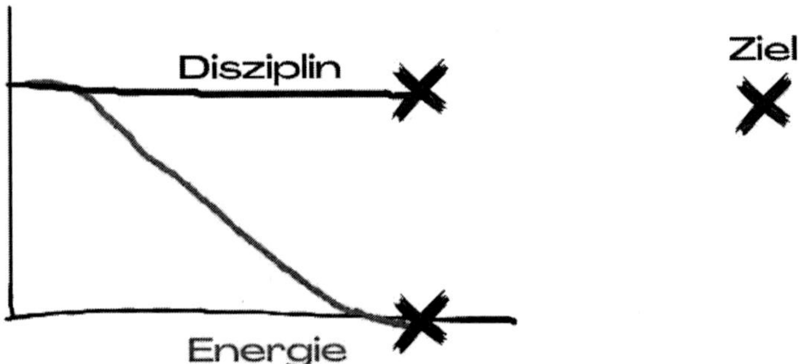

Doch, was ist dann die Lösung?

Gewohnheiten und Routinen sind die langfristige Lösung und dein Ziel!

Sobald es zu deiner Routine geworden ist, hast du schon fast gewonnen.

Wenn etwas zur Routine oder zur Gewohnheit geworden ist, hast du einen Automatismus entwickelt, Dinge zu tun. Du stehst nicht jedes Mal vor der Entscheidung, etwas zu tun oder zu lassen. Du fragst dich nicht mehr: Mache ich das Training oder nicht? ... Achte ich auf meine Ernährung oder nicht? ... Du tust es automatisch und denkst nicht mehr darüber nach. Das führt zunächst schon mal dazu, dass du eine Menge Energie sparst, indem du nicht jedes Mal eine neue Entscheidung treffen musst. Das ist aber nicht der einzige Vorteil. Sobald du eine Routine entwickelt hast, ist etwas Teil deines Tages-/Wochenablaufs geworden. Es ist bereits ein Teil deines Lebens, du planst es automatisch mit ein und musst nicht jedes Mal neue Energie aufwenden, um Zeit oder Kapazitäten freizuschaufeln, was dir weitere Energie spart, die du nun effektiv für andere Dinge nutzen kannst. Ein weiterer Vorteil von Routinen ist deine Zeiteffizienz. Durch einen immer gleichen Ablauf von einzelnen Aktionen oder Aktivitäten wirst du nach und nach immer schneller im Gesamtablauf, da du weniger Zeit mit zusätzlichen Gedanken verschwendest. Du denkst zum Beispiel nicht mehr darüber nach, was als Nächstes kommt, wie du es am besten machst, ob es gut ist oder ob es eine bessere Option gibt. Der Ablauf ist bereits zur Gewohnheit geworden, sodass du es automatisch erledigst. Des Weiteren bieten Routinen dir die Möglichkeit, durch das dauerhafte Praktizieren der immer gleichen Dinge und Abläufe, diese nach und nach zeitlich und auch qualitativ immer weiter zu verbessern. Wenn du auf die einzelnen Bestandteile deiner Routine achtest und nach und nach an kleinen Stellschrauben drehst, kannst du am Ende das Maximum an Effizienz und Qualität erreichen.

Weitere positive Nebeneffekte von Routinen sind, dass sie uns Sicherheit und Struktur im Tagesablauf und auch im gesamten Lifestyle geben.

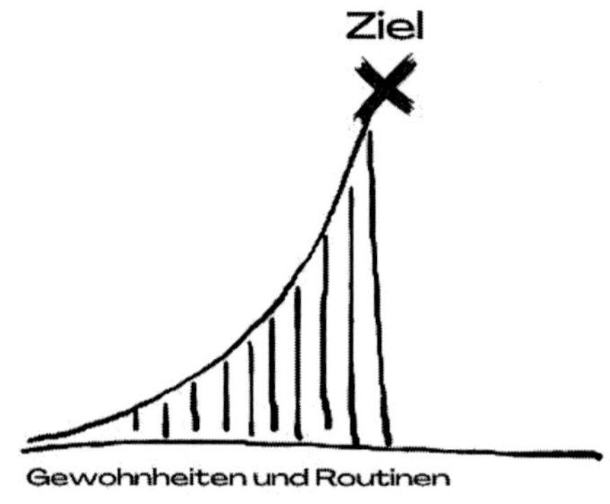

Jetzt, nachdem wir über die Vorteile von Routinen und Gewohnheiten gesprochen haben, stellt sich jedoch die Frage:

Wie schaffst du es, eine Routine zu entwickeln?

Und an welchen Stellen kommt deine Disziplin ins Spiel?

Deine Disziplin ist vor allem am Anfang sehr wichtig, um deine Routine zu entwickeln. Diszipliniere dich ein paar Mal, etwas regelmäßig zu tun, kämpfe und entscheide dich aktiv für ein Ja, und du wirst sehr schnell merken, dass du einen Automatismus entwickelst. Es wird nach und nach zu deiner Gewohnheit und Routine.

Kontinuität und Durchhaltevermögen sind hier die Schlüsselwörter. Du musst dich ein paar Mal hintereinander für JA entscheiden, nicht 2-mal für Ja, 1-mal für Nein und dann wieder für Ja. Auf diese Weise wirst du keine Routine und Gewohnheiten entwickeln. Entscheide dich 6–7-mal hintereinander immer für JA, und schon nach diesen 6-7 Malen wirst du merken, wie sich langsam eine Gewohnheit und ein Automatismus entwickeln. Es wird jedes Mal leichter. Jedes weitere JA wird dich weniger Willenskraft, Energie und Disziplin kosten. Jetzt geht es nur noch darum, durchzuhalten, bis es so zur Gewohnheit wird, dass du gar nicht mehr darüber nachdenkst. Wenn du an diesem Punkt angekommen bist, hast du eine Routine entwickelt, und der wichtigste und größte Teil zum Erreichen deiner Ziele ist getan. Laut einer Studie im „European Journal of Social Psychology" dauert es durchschnittlich 66 Tage, bis etwas zur Routine wird.

Außerdem bist du nun unabhängiger von Motivationsmangel und anderen Emotionen, die dich vom Erreichen deiner Ziele abhalten können.

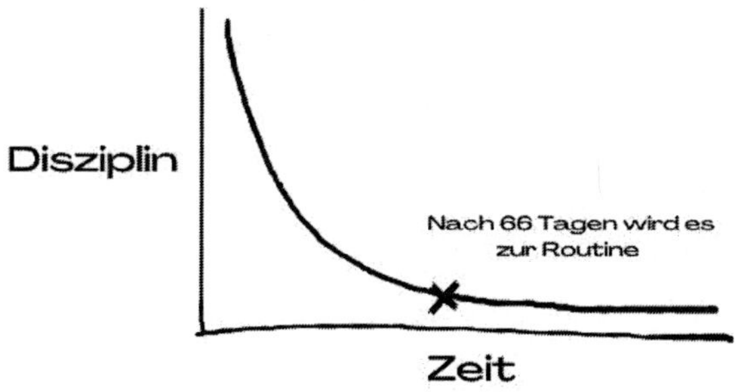

Sich etwas neues anzugewöhnen erfordert Anfänglich viel Disziplin. Mit der Zeit musst du aber immer weniger und weniger Disziplin aufwenden. Sobald etwas schließlich zu deiner Routine geworden ist kostet es dich fast garkeine Disziplin mehr. Es wird zum Automatismus

WAS HILFT MIR, MEINE ROUTINE UND MEINE GEWOHNHEITEN ZU ÄNDERN, UM MEINEM ZIEL NÄHER ZU KOMMEN?

Tracking ist der Schlüssel zur Veränderung!

Identifiziere einen Bereich, den du verbessern möchtest, zum Beispiel deine gesunde Ernährung. Wenn du keine Übersicht über deine Gewohnheiten in diesem Bereich hast, ist es schwer, sie zu ändern. Lass uns hier konkret werden:

Wenn du nicht weißt, wie viele Kalorien, Eiweiß, Kohlenhydrate und Fette du täglich zu dir nimmst, und du nicht weißt, welche Lebensmittel welche Inhaltsstoffe enthalten, ist es schwer herauszufinden, wo du am besten anfangen und wie du am klügsten und effektivsten verbessern kannst.

Um etwas zu verbessern, besonders mit kleinen Veränderungen und ohne große Einschränkungen, musst du das Problem identifizieren und genau kennen, um daran arbeiten zu können.

Im ersten Schritt geht es also darum, deine Gewohnheiten, z. B. deine Ernährung, zu verfolgen, um einen guten Überblick über deinen aktuellen Zustand zu bekommen.

Im zweiten Schritt geht es darum, das Problem zu finden und zu analysieren, um es effizient verbessern zu können.

Beispiel zum Thema Bewegung und Sport:

Stell dir vor, du möchtest deine Gewohnheiten in Bezug auf Fitness und Bewegung verbessern. Du hast das Ziel, regelmäßig Sport zu treiben, aber du weißt nicht genau, wie oft du es tatsächlich schaffst, ins Fitnessstudio zu gehen oder zu joggen, und welche Art von Übungen du machst. Du hast auch keine

Ahnung, wie viel Zeit du mit sitzender Tätigkeit verbringst und wie viel du dich eigentlich bewegst.

Du entscheidest dich also dafür, mit dem Tracking zu beginnen. Du trägst in einer Fitness-App oder einem Tagebuch ein, wann du trainierst, welche Übungen du machst, wie lange du trainierst und wie oft du dich anderweitig bewegst. Du notierst auch deine Sitzzeiten und deine alltäglichen Aktivitäten.

Nach einiger Zeit des Trackings erhältst du einen klaren Überblick über deine aktuellen Gewohnheiten und Aktivitätsniveaus. Du erkennst, dass du an manchen Tagen viel mehr Zeit sitzend verbringst, als du dachtest, und dass du manchmal mehrere Tage hintereinander ohne Sport bleibst. Du identifizierst das Problem und analysierst die Daten, um herauszufinden, wie du es am besten verbessern kannst.

Mit diesem Wissen kannst du nun gezielt kleine Veränderungen vornehmen, um deine Gewohnheiten zu verbessern. Du könntest z.B. öfter kurze Spaziergänge machen, um deine Sitzzeiten zu reduzieren, oder einen festen Plan für deine Sporteinheiten erstellen, um regelmäßiges Training zu gewährleisten. Du behältst weiterhin dein Tracking bei, um deinen Fortschritt zu überwachen und Anpassungen vorzunehmen.

Durch das Tracking hast du einen klaren Überblick über deine Gewohnheiten bekommen und konntest gezielt an Verbesserungen arbeiten. Du hast das Problem gefunden und effizient daran gearbeitet, um deine Fitness-Routine zu optimieren und deinem Ziel näher zu kommen.

Beispiel aus dem Bereich Ernährung:

Angenommen, du möchtest deine Gewohnheiten in Bezug auf den Konsum von zuckerhaltigen Getränken verbessern, da du bemerkt hast, dass du regelmäßig Limonade und süße Fruchtsäfte trinkst, was zu einem übermäßigen Zuckerkonsum führt. Du möchtest jedoch nicht komplett darauf verzichten, sondern den Konsum reduzieren, um eine ausgewogenere Ernährung zu erreichen.

Du beginnst also mit dem Tracking, indem du eine Ernährungs-App oder ein Tagebuch verwendest, um alle zuckerhaltigen Getränke, die du trinkst, zu notieren. Du führst genau Buch über die Art der Getränke, die Menge, die Häufigkeit und die Tageszeit, zu der du sie konsumierst.

Nach einigen Wochen des Trackings erkennst du, dass du täglich mehrere Limonaden oder süße Fruchtsäfte trinkst, insbesondere nach dem Abendessen. Du siehst auch, dass du an manchen Tagen besonders viel zuckerhaltige Getränke konsumierst, wenn du gestresst bist oder emotional isst. Du identifizierst das Problem, dass du zu oft und zu viel zuckerhaltige Getränke trinkst, um Stress oder emotionale Bedürfnisse zu bewältigen.

Du analysierst die Daten und überlegst, wie du das Problem angehen kannst. Du entscheidest dich, zunächst den Konsum von zuckerhaltigen Getränken nach dem Abendessen zu reduzieren und gesündere Alternativen wie Wasser mit Zitronenscheiben oder ungesüßten Tee zu trinken. Du erstellst auch Strategien, um mit Stress oder emotionalen Bedürfnissen auf andere Weisen umzugehen, wie zum Beispiel Meditation oder Spaziergänge.

Du bleibst konsequent beim Tracking und überprüfst regelmäßig deine Fortschritte. Nach einiger Zeit bemerkst du, dass du weniger zuckerhaltige Getränke konsumierst und stattdessen vermehrt zu gesünderen Alternativen greifst. Du fühlst dich besser und merkst, dass du deinem Ziel einer reduzierten Zuckeraufnahme näher gekommen bist, indem du deine Gewohnheiten bewusst verändert hast.

Das Beispiel verdeutlicht, wie das Tracking von Gewohnheiten helfen kann, ein Problem zu identifizieren, Daten zu analysieren und gezielte Veränderungen vorzunehmen, um ein bestimmtes Ziel zu erreichen. Es zeigt auch, wie kleine, schrittweise Veränderungen in den Gewohnheiten langfristig zu positiven Ergebnissen führen können.

Ein Beispiel aus meinem beruflichen Alltag als Coach:

Als Coach hatte ich einmal einen Kunden, der trotz scheinbar gesunder Essgewohnheiten mit starkem Übergewicht zu kämpfen hatte. Er erzählte mir, dass er jeden Morgen eine „Fitness-Smoothie-Bowl" als Frühstück zubereitete, bestehend aus viel Obst, Joghurt, Honig und Müsli. Auf den ersten Blick dachte ich, dass er eine ausgewogene Mahlzeit zu sich nahm. Doch als ich genauer nachfragte und ihm die Aufgabe gab, alle Zutaten mit den Nährwerten aufzuschreiben, war ich schockiert über die Menge an Kalorien, die er mit diesem vermeintlich gesunden Frühstück zu sich nahm.

Die Analyse der Nährwerte ergab, dass seine Smoothie-Bowl mehr Kalorien enthielt als eine komplette Mahlzeit und dass er viel zu große Portionen von hochkalorischen Zutaten verwendete. Ich erklärte ihm, wie die Kombination der Zutaten und die Portionsgrößen zu einem unerwartet hohen Kalorienverbrauch führten und zu seiner Gewichtszunahme beitrugen.

Gemeinsam entwickelten wir Strategien, um die Portionsgrößen zu reduzieren und gesündere Zutaten in seine Smoothie-Bowl einzuführen. Er lernte, bewusster auf die Inhaltsstoffe und Portionsgrößen seiner Mahlzeiten zu achten und seine Frühstücksgewohnheiten anzupassen. Nach einiger Zeit nahm er kontinuierlich ab und wurde sich bewusster über die tatsächliche Kalorienzufuhr seiner vermeintlich gesunden Mahlzeit.

Diese Erfahrung verdeutlichte mir, wie wichtig es ist, auch vermeintlich gesunde Mahlzeiten oder Getränke genau zu analysieren, um versteckte Kalorienquellen zu identifizieren. Oftmals können unscheinbar aussehende Mahlzeiten oder Getränke, wenn sie in zu großen Mengen oder mit ungesunden Zutaten konsumiert werden, zu einem unerwartet hohen Kalorienverbrauch führen und zur Gewichtszunahme bei-

tragen. Es zeigt auch, wie das genaue Tracking von Nährwerten und Portionsgrößen helfen kann, das Bewusstsein für die tatsächliche Kalorienzufuhr zu schärfen und positive Veränderungen in den Essgewohnheiten zu fördern.

Natürlich ist das oben genannte Beispiel extrem und nicht jeder Fall von Übergewicht ist auf eine einzige Ursache zurückzuführen. Oftmals spielen viele verschiedene Faktoren eine Rolle. Doch es verdeutlicht, wie wichtig es ist, einen genauen Blick auf die tägliche Ernährung zu werfen. Sobald man alles genau unter die Lupe nimmt, fallen oft schnelle Stellschrauben auf, an denen man drehen kann oder kleine tägliche Gewohnheiten, die man verbessern oder vermeiden kann.

Ein bewusstes Ernährungstracking kann helfen, sich der tatsächlichen Kalorienzufuhr bewusst zu werden und ermöglicht es, Veränderungen an den richtigen Stellen vorzunehmen, um die angestrebte Traumfigur effektiv in den Lifestyle zu integrieren. Es ist oft erstaunlich, wie kleine Veränderungen, wie beispielsweise die Reduzierung von Portionsgrößen oder der Austausch von ungesunden Zutaten, zu positiven Ergebnissen führen können.

Nachdem du dir einen Überblick verschafft hast, gehe wie folgt vor:

Wähle jeweils 2-3 Gewohnheiten aus, die du ablegen möchtest, und 2-3, die du dir angewöhnen möchtest. Schreibe diese auf!

Im nächsten Schritt, wenn du die Problemstellen kennst und weißt, welche neuen Gewohnheiten du entwickeln möchtest, hinterfrage die Wertigkeit deiner bisherigen Gewohnheiten:

Welche Gewohnheiten mache ich, weil ich sie wirklich genieße und einen Mehrwert daraus ziehe?

Welche Gewohnheiten mache ich automatisch, ohne wirklich einen großen Gefallen oder Genuss zu verspüren?

Nun hast du alles genau analysiert und weißt, woran du arbeiten kannst/musst. Es geht nun darum, diese Punkte langfristig zu verändern. Fang zunächst an, die Gewohnheiten zu verändern, die du automatisch machst, aber bei denen du keinen besonders großen Genuss/Gefallen verspürst. Es geht nicht darum, kurzfristig radikale Änderungen vorzunehmen, sondern wir wollen, dass du Schritt für Schritt neue Gewohnheiten entwickelst, um sie langfristig in dein Leben und deinen Lebensstil integrieren zu können. Jede Gewohnheit braucht Zeit und der Weg kostet dich Energie, deswegen konzentriere dich nicht auf zu viele gleichzeitig.

Wenn du dir zu schnell zu viel vornimmst, wirst du feststellen, dass es zwar kurzfristig funktionieren kann, aber auf Dauer nicht mit deinem Leben und deinem Lebensstil vereinbar ist. Und wenn dies der Fall ist, ist es nur eine Frage der Zeit, bis du wieder komplett aufhörst. Setze dir keine unrealistischen Ziele wie „Ich verzichte komplett auf Süßigkeiten“, „Ich esse keine Fertigprodukte mehr“ und „Ich koche jeden Tag nur noch zuhause“. Wenn du vorher gerne mal zu süßen Snacks gegriffen hast, 5-mal die Woche auswärts gegessen hast und maximal 2-mal die Woche selbst gekocht hast, ist das keine realistische Zielsetzung und du wirst diese radikale Veränderung nicht durchhalten können.

Setze zunächst bei kleineren Vorhaben an und vor allem nicht bei zu vielen Dingen gleichzeitig. Zum Beispiel wäre eine Option, sich zunächst darauf zu beschränken, statt 5-mal die Woche auswärts zu essen, nur 4-mal auswärts zu essen, bewusster auf die Gerichtsauswahl im Restaurant zu achten und stattdessen 3-mal zuhause gesunde Gerichte zu kochen. Wenn das zu deiner Gewohnheit geworden ist und du langsam merkst, wie sich vielleicht schon positive Veränderungen bemerkbar machen, wird deine Motivation steigen. Das Kochen und weniger Auswärtsessen wird Teil deines Wochenablaufs und du achtest automatisch bewusster auf die Auswahl deiner Gerichte im Restaurant.

Nun kannst du den nächsten Schritt gehen und eine weitere Sache verbessern. Wenn du nach diesem Schema vorgehst, bis du dein Ziel erreicht hast, ist es so gut wie vorprogrammiert, dass du dein Ziel erreichen wirst und es langfristig halten kannst, ohne täglich viel Disziplin dafür aufbringen zu müssen.

Das Gleiche ist auch beim Sport der Fall: Wenn du z. B. dein ganzes Leben lang keinen Sport getrieben hast und jetzt plötzlich fünfmal pro Woche ins Fitnessstudio gehst, kannst du es vielleicht ein paar Wochen oder sogar Monate lang durchhalten, aber nach einer Weile wirst du feststellen, dass du die Zeit und Energie nicht auf Dauer aufbringen kannst, weil du es nicht gewohnt bist. Es ist also wichtig, ein Programm und neue gute Angewohnheiten zu schaffen für die du langfristig Zeit und Energie aufbringen kannst. Außerdem solltest du deinen Prozess auch mit überwiegend positiven

Gefühlen assoziieren und nicht mit negativen Gefühlen belegen. Negativ belegte Assoziationen entstehen vor allem dann, wenn du ein Gefühl der Überforderung oder zu hohem Input/Aufwand/Verzicht verspürst. Wenn du erst einmal in einem Rhythmus von beispielsweise 2 x Sport die Woche bist und eine Routine entwickelt hast, wirst du durch die regelmäßige Durchsetzung deiner Vorhaben Erfolge erkennen und wirst merken, wie gut es dir tut, ohne zu viel aufzugeben und leiden zu müssen. Deine Motivation wird automatisch immer größer. In diesem Fall verbindest du dein neues Programm nicht mit einem negativen Gefühl der Einschränkung und des Verzichts, sondern mit einem guten Gefühl und assoziierst es mit etwas Positivem. Es ist nun sehr wahrscheinlich, dass du aufgrund der neu gewonnenen Motivation und der positiven Gefühle, die du damit verbindest, nun immer mehr machen oder mehr Input in den Prozess stecken möchtest. Im Laufe der Zeit steigert sich vielleicht deine Motivation sogar so sehr, dass du irgendwann doch das 5-Tage-die-Woche-Sportprogramm machst. Aber wenn du diesen Weg gehst und dich Schritt für Schritt steigerst, es nach und nach zum Teil deines Alltages/ Wochenplans werden lässt, ist es hochwahrscheinlicher, dass du es auf Dauer auch durchhältst, und dich sogar automatisch um ein Vielfaches steigern wirst, als wenn du gleich von 0 mit diesem intensiven Programm anfängst.

Also egal, ob es um den Bereich Sport oder Ernährung geht: Fange klein an und steigere dich Stück für Stück!

Schriftliches Dokumentieren von Gewohnheiten, allgemeine Vorteile zusammenfassend:

Das Dokumentieren von Gewohnheiten in schriftlicher Form kann ein äußerst effektives Werkzeug sein, um sie zu verbessern. Hier sind einige Gründe, warum dir das Aufschreiben behilflich sein kann.

Bewusstsein schaffen: Wenn du deine Gewohnheiten schriftlich dokumentierst, schaffst ein Bewusstsein dafür, was du tatsächlich tust. Oftmals sind wir uns unserer Gewohnheiten gar nicht vollständig bewusst, da sie unbewusst ablaufen. Indem du sie aufschreibst, bringst du Klarheit und Transparenz in dein Verhalten und erkennst möglicherweise Muster oder Tendenzen, die dir zuvor entgangen sind.

Überblick behalten: Schriftliche Dokumentation ermöglicht es dir, einen Überblick über deine Gewohnheiten zu behalten. Du kannst genau sehen, was du tust und wie oft du es tust. Dies hilft dir, ein umfassendes Bild deiner Gewohnheiten zu bekommen und zu erkennen, welche Gewohnheiten möglicherweise verbessert oder geändert werden müssen.

Motivation steigern: Das Aufschreiben deiner Gewohnheiten kann auch als Motivation dienen. Wenn du deine Fortschritte aufzeichnest und siehst, wie du dich verbesserst, kannst du ein Gefühl der Erfüllung und Motivation verspüren, um weiterhin an deinen Gewohnheiten zu arbeiten.

Verantwortlichkeit erhöhen: Durch das Schreiben deiner Gewohnheiten und das Festhalten an ihnen erhöhst du auch deine Verantwortlichkeit. Es ist leichter, sich selbst zur Rechenschaft zu ziehen, wenn du deine Gewohnheiten schwarz auf weiß vor dir hast. Du kannst auch andere Personen einbeziehen, indem du ihnen von deinen Zielen und Fortschritten erzählst, um zusätzliche Verantwortlichkeit zu schaffen.

Reflektion ermöglichen: Das Schreiben von Gewohnheiten ermöglicht es dir, regelmäßig zu reflektieren und zu evaluieren, wie gut du in Bezug auf deine Ziele und Wünsche abschneidest. Du kannst deine Aufzeichnungen nutzen, um zu analysieren, was funktioniert und was nicht, und entsprechende Anpassungen vornehmen, um deine Gewohnheiten zu verbessern.

Fortschritt verfolgen: Schriftliche Dokumentation ermöglicht es dir auch, deinen Fortschritt im Laufe der Zeit zu verfolgen. Du kannst sehen, wie du dich entwickelst und welche Fortschritte du machst, was dir helfen kann, motiviert zu bleiben und weiterhin an deinen Gewohnheiten zu arbeiten.

Zusammenfassend kann das schriftliche Dokumentieren von Gewohnheiten eine äußerst effektive Methode sein, um ein Bewusstsein für dein Verhalten zu schaffen, Motivation und Verantwortlichkeit zu erhöhen, Reflektion zu ermöglichen und Fortschritte zu verfolgen. Es kann dir helfen, deine Gewohnheiten zu verbessern und positive Veränderungen in deinem Leben zu erreichen.

WAS HILFT NOCH, DEN WEG ZU NEUEN GUTEN GEWOHNHEITEN UND ROUTINEN ZU ERLEICHTERN?

Inspiration

Inspiration gibt dir Energie, einen Antrieb und fördert deine Motivation.

Außerdem erleichtert sie dir, die anfänglich benötigte Disziplin aufzubringen. Behalte immer das langfristige Ziel im Auge. Wozu mache ich das? Was möchte ich erreichen? Stell dir das Gefühl vor, wie es sein wird, wenn du deine Traumfigur hast. Vorstellungen davon, wie stark und gesund du dich fühlen wirst, wie du selbstbewusst im Bikini oder in der Badehose am Strand entlanggehst oder wie du endlich wieder beim Spielen mit deinen Kindern mithalten kannst, ohne nach

10 Minuten aus der Puste zu sein. Schaffe dir auch kleine physische Anreize, die dich inspirieren und motivieren. Kaufe dir zum Beispiel ein schönes neues Sport-Set oder ein tolles neues Küchenequipment, vielleicht auch ein Kochbuch mit leckeren gesunden Rezepten. All diese kleinen Dinge können dich inspirieren und dadurch deine Motivation und auch dein Energielevel steigern.

Finde einen Rhythmus und schaffe Abwechslung

Bringe einen Rhythmus mit besonderen Ereignissen in deine Routinen und Gewohnheiten, damit dir nicht langweilig wird und deine Motivation nicht sinkt. Finde ein Programm, das sich dauerhaft in deinen Alltag zwischen Verpflichtungen, Arbeit, Familie und deinen Routinen integrieren lässt.

Ein Beispiel: Du hast dir vorgenommen, gesund zu essen und überwiegend zuhause zu kochen. Dieses Vorhaben hast du erfolgreich zu deiner Gewohnheit und Routine gemacht. Du kochst mittlerweile mindestens 5-mal in der Woche. Um es nicht langweilig werden zu lassen, könntest du dir hier zum Beispiel mit dem Organisieren von einem Kochabend eine freudige Abwechslung schaffen.

Finde eine Gruppe oder einige Freunde und organisiere jeden Monat einen gesunden Kochabend, jedes Mal bei jemand anderem zuhause. Es gibt immer ein neues „Thema oder Nationalität", zu dem ein gesundes Menü überlegt werden muss. Der Gastgeber bereitet alles vor und überrascht die anderen mit seiner Kreation.

Suche dir einen Partner für Spitzenleistung:

Ein weiteres Beispiel: Wenn du regelmäßig Sport treibst, um fit zu bleiben, könntest du in deinen Rhythmus auch verschiedene Aktivitäten einbauen, um Abwechslung zu schaffen. Zum Beispiel könntest du einmal pro Woche eine andere Sportart ausprobieren, wie Yoga, Schwimmen, Radfahren oder Tanzen. Das bringt nicht nur Abwechslung in deinen Trainingsplan, sondern ermöglicht es dir auch, neue Fähigkeiten zu erlernen und motiviert zu bleiben, indem du dich immer wieder auf neue Herausforderungen einlässt.

Suche dir einen Partner, der das gleiche oder ein ähnliches Ziel hat wie du. Findet gemeinsam einen Rhythmus und vereinbart regelmäßige Termine, an denen ihr gemeinsam trainiert oder an denen ihr am gemeinsamen Ziel arbeitet. Andernfalls kannst du dir auch einen Coach/Trainer suchen, der mit dir trainiert oder mit dir an deinem Ziel arbeitet.

Mit einem Partner und festen Terminen ist es viel wahrscheinlicher, dass du dein Vorhaben weiterverfolgst, auch wenn du mal Tage hast, an denen du wenig Motivation hast. Du setzt dir so eine höhere Hürde, etwas nicht zu tun. Sobald es um mehr als nur um deine eigene Befindlichkeit geht, überlegst du dir viel genauer, ob du zum Beispiel dein vorgenommenes Training doch verschiebst oder absagst.

Zum Beispiel fühlst du dich der anderen Person gegenüber verpflichtet und willst sie nicht im Stich lassen, weil ihr ein gemeinsames Training ausgemacht hattet. Oder du hast bereits Geld für einen Coach ausgegeben, was schade wäre, wenn du es für „nichts" ausgegeben hast.

Je mehr Verbindlichkeiten oder auch zwischenmenschliche Verpflichtungen dieser Art mit deinem Vorhaben zusammenhängen, desto leichter wird es dir fallen, sie durchzuziehen und desto unwahrscheinlicher ist es, dass du scheitern wirst.

Zusätzliches Beispiel: Angenommen, du möchtest regelmäßig joggen gehen, aber du merkst, dass du oft Schwierigkeiten hast, dich selbst zu motivieren. Du könntest dann einen Laufpartner suchen, mit dem du gemeinsam läufst und feste Lauftermine vereinbarst. Dadurch fühlst du dich verpflichtet, den Termin einzuhalten und deinen Laufpartner nicht im Stich zu lassen, was dir dabei hilft, deine Laufziele zu erreichen und am Ball zu bleiben.

Nutze deine Willenskraft:

Verschwende deine Willenskraft nicht „unnötig“, indem du dich auf zu viele verschiedene Dinge konzentrierst. Fokussiere dich auf ein paar wenige Ziele, setze Prioritäten und selektiere, was zielführend für deinen Prozess ist und was weniger wichtig ist.

Achte immer auf ein möglichst ausreichendes Energielevel und unverbrauchte Willenskraft, insbesondere in Situationen, in denen du Entscheidungen triffst, wie zum Beispiel: Gehe ich jetzt zum Sport oder nicht? Koche ich mir heute Abend etwas Gesundes oder gehe ich schnell um die Ecke zum Imbiss? Ein ausreichendes Energielevel und unverbrauchte Willenskraft helfen dir, vernünftige, nicht impulsgetriebene Entscheidungen zu treffen. Es ist essenziell, deinem Körper regelmäßig genug Energie zuzuführen (regelmäßig essen) und ihm ausreichend Erholung und Regeneration zu geben, um eine unverbrauchte Willenskraft und ein konstant hohes Energielevel aufrechtzuerhalten.

Nutze dein Zeitmanagement zu deinem Vorteil. Triff die wichtigsten Entscheidungen bzw. diejenigen, die für deinen positiven Prozess Priorität haben, zuerst, wenn deine Energie und Willenskraft am höchsten sind. Dies ist zum Beispiel oft morgens nach einem erholsamen Schlaf der Fall oder unmittelbar nach einer Mahlzeit, die unsere Energiereserven aufgefüllt hat. Erkenne deine „starken Momente“ und nutze sie, um vernünftige, zielführende Entscheidungen zu treffen.

Setze dir klare Ziele und formuliere sie deutlich. Wenn du genau weißt, was du erreichen möchtest und dies in klaren Worten ausdrückst, erhöhst du die Wahrscheinlichkeit, dass du motiviert bleibst und deine Willenskraft gezielt einsetzt, um deine Ziele zu erreichen. Formuliere deine Ziele in positiver Weise und mache sie konkret und messbar, damit du einen klaren Fokus hast und deine Willenskraft darauf ausrichten kannst. Beispiel:

Statt zu sagen „Ich will weniger ungesundes Essen essen“, formuliere es positiv und konkret: „Ich werde täglich mindestens 5 Portionen Obst und Gemüse essen, um meine Ernährung zu verbessern und meinen Körper mit wichtigen Nährstoffen zu versorgen.“

Statt zu sagen „Ich will öfter ins Fitnessstudio gehen“, formuliere es positiv und konkret: „Ich werde dreimal pro Woche für mindestens 30 Minuten ins Fitnessstudio gehen, um meine körperliche Fitness zu steigern und mich gesünder und energiegeladener zu fühlen.“

Durch die positive Formulierung und die Konkretisierung der Ziele wird es einfacher, den Fokus auf das Gewünschte zu halten und die Willenskraft gezielt einzusetzen, um die Ziele zu erreichen. Es ist auch hilfreich, die Ziele messbar zu machen, indem man spezifische Aktivitäten, Zeitrahmen oder Mengen angibt, um den Fortschritt leichter zu überwachen und motiviert zu bleiben.

Die richtige Zielsetzung

Ökonomen und Psychologen haben schon lange herausgefunden, dass die allermeisten Menschen kleine sofortige Belohnungen gegenüber langfristig größeren Belohnungen bevorzugen, selbst wenn die langfristige Belohnung um ein Vielfaches größer ist. Da fast alle Menschen normalerweise die größere Belohnung wählen, wenn es um die Wahl zwischen einer größeren und einer kleineren Belohnung geht, ist es ausschließlich der Zeitfaktor, der die Menschen dazu bringt, die kleinere Belohnung zu wählen. Dieses Verhaltensmuster sollte nicht nur in Bezug auf Belohnungen oder materielle Dinge überdacht werden, sondern auch beim Setzen deiner Gesundheits- und Fitnessziele. Der Hauptgrund hierfür ist vor allem die Nachhaltigkeit deiner Ergebnisse. Du solltest dich auf keinen Fall von „Crash-Diäten" oder übermäßig intensiven Sporteinheiten verleiten lassen, nur weil du damit vielleicht kurzfristig schnell ein paar Kilo verlieren kannst. Dieses verlockende kurzfristige Ziel wird dich weder langfristig an dein Ziel bringen, noch ist es gut für deine Gesundheit. Um langfristig in Top-Form zu kommen und zu bleiben, musst du eine Methode finden, die du dauerhaft beibehalten kannst und die sich in deinen Lebensstil integrieren lässt. Hierbei ist ein wesentlicher Faktor, den kurzfristigen Zielen und schnellen „Lösungen" zu widerstehen (wie zum Beispiel den schnell purzelnden Kilos bei radikalen ungesunden Diäten, die du höchstwahrscheinlich durch den Jo-Jo-Effekt danach wieder zunehmen wirst).

Um dem entgegenzuwirken, kann dich folgendes Hilfsmodell unterstützen:

Setze kleine gegenwärtige Ziele:

Du hast zum Beispiel das Fernziel, eine optimale körperliche Gesundheit zu erreichen, indem du einen gesunden BMI, einen starken Herz-Kreislauf-Status und eine gute körperliche Ausdauer erreichst. Oder es geht dir vielleicht nicht unbedingt um äußere Faktoren, sondern um ein besseres allgemeines Wohlbefinden, weniger Stress und mehr Energie im Alltag zu haben.

Was auch immer dein langfristiges Ziel ist, schreibe es auf und setze dir einen Zeitrahmen. Lege nun zielführende kleinere Ziele fest, die alle auf dein langfristiges Ziel ausgerichtet sind. Schreibe bezogen auf dieses langfristige Ziel zuerst ein Jahresziel auf, dann ein Quartals-/Monatsziel, dann ein Wochenziel und schließlich ein Tagesziel und ein unmittelbares Ziel. Sobald du an diesem Punkt angekommen bist, weißt du zum einen, was du unmittelbar jetzt für dein langfristiges Ziel tun kannst und solltest. Zum anderen schützt es dich im gewissen Sinne vor dir selbst und der Versuchung, zu kurzfristigen Belohnungen zu greifen, hilft dir, richtige Prioritäten zu setzen und du bleibst stets motiviert und bei der Sache. Du erreichst mit dieser Methode regelmäßig Ziele und Erfolge, die dich motiviert halten und schlussendlich zu deinem langfristigen Ziel führen. Sehr wichtig bei dieser Methode ist die konkrete Zielsetzung. Formuliere deine Ziele niemals allgemein, sondern genau und detailliert.

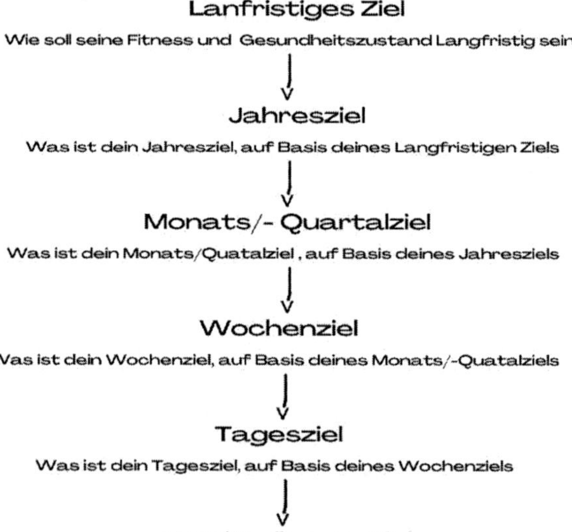

Die Kraft der positiven Affirmationen für Gewichtsreduktion und kluge Entscheidungen

Affirmationen sind Sätze-Suggestionen, die du zu dir selbst sagst. Sie gelten als psychologisches Werkzeug, um dein Unterbewusstsein zu beeinflussen. Das Ziel von Affirmationen ist es, dein Unterbewusstsein mit neuen Informationen zu versorgen. Diese neuen Informationen führen dazu, dass eingefahrene Handlungsmuster, negative Gedanken, oder eine festgefahrene Grundeinstellung gelöst werden können und an ihrer Stelle neue inspirierende Gedanken, eine positive Grundeinstellung und bessere Handlungsmuster Platz nehmen können. Außerdem machen dich Affirmationen nachweislich empfänglicher für positive Ratschläge.

„Du bist, was du denkst."

Gewichtsreduktion und gesunde Entscheidungen zu treffen, können oft herausfordernd sein. Es fordert von dir Selbstkontrolle, Durchhaltevermögen und eine positive Einstellung, damit du erfolgreich bist. Eine wirksame Methode, um dich bei deinem Prozess auf dem richtigen Weg zu halten, sind positive Affirmationen. Im Zusammenhang mit Gewichtsreduktion und vernünftigen Entscheidungen können positive Affirmationen eine kraftvolle Technik sein, um deine Motivation zu steigern, deinen Fokus zu verbessern und das Selbstvertrauen zu stärken.

Positive Affirmationen für Gewichtsreduktion können helfen, eine gesunde Einstellung zu deinem eigenen Körper, zur Ernährung und zum Sport, zu entwickeln.

Hier sind einige Beispiele **für positive Affirmationen, die du in deine tägliche Routine einbauen kannst:**

„Mein Körper ist stark und gesund, und ich kümmere mich gut um ihn." Diese Affirmation betont die Bedeutung eines gesunden Körperbildes und ermutigt dazu, auf sich selbst und den eigenen Körper achtsam zu sein.

„Ich entscheide mich für nahrhafte Lebensmittel, die meinem Körper guttun." Diese Affirmation hilft dabei, bewusste Entscheidungen bei der Ernährung zu treffen und sich auf eine ausgewogene und gesunde Ernährung zu konzentrieren.

„Ich übe regelmäßig und halte meinen Körper in Bewegung." Diese Affirmation erinnert daran, wie wichtig körperliche Aktivität für die Gewichtsreduktion ist und ermutigt dazu, aktiv zu bleiben und den Körper in Bewegung zu halten.

„Ich schenke meinem Körper Liebe und Respekt, unabhängig von meiner Größe oder Form." Diese Affirmation fördert ein positives Körperbild und ermutigt dazu, sich selbst bedingungslos anzunehmen, unabhängig von äußeren Erscheinungsbildern.

Positive Affirmationen können auch helfen, kluge/bewusste Entscheidungen zu treffen und selbstsabotierendes Verhalten zu reduzieren. Hier sind einige Beispiele für Affirmationen, die dir helfen können, bewusste Entscheidungen zu treffen:

„Ich treffe Entscheidungen, die im Einklang mit meinen langfristigen Zielen stehen." Diese Affirmation hilft dabei, sich auf die langfristigen Ziele zu konzentrieren und impulsives oder kurzfristiges Denken zu reduzieren.

„Ich vertraue meinen Instinkten und mache kluge Entscheidungen für meine Gesundheit und mein Wohlbefinden." Diese Affirmation ermutigt dazu, auf die eigene Intuition zu vertrauen und bewusste Entscheidungen zu treffen, die der Gesundheit und dem Wohlbefinden dienen.

„Ich lasse mich nicht von Versuchungen leiten, sondern treffe bewusste Entscheidungen, die mir guttun." Diese Affirmation hilft dabei, Versuchungen zu widerstehen und stattdessen bewusste Entscheidungen zu treffen.

EPILOG

Ich hoffe, dass „**SMART IN TOP SHAPE**“ – Erfolgreiches Konzept für Ernährung, Workout und Mindset“ dir dabei geholfen hat, deine Ziele zu erreichen und einen gesunden Lebensstil zu führen. Du hast gelernt, wie du deinen Kalorienbedarf und deine Makronährstoffe optimal steuern kannst, hast praktische Tricks für eine einfache Umsetzung kennengelernt und einfache Rezepte zum Mitnehmen entdeckt, die deinen Alltag erleichtern. Du hast effektive Workout-Tipps erhalten, um dein Training effizient zu gestalten und hilfreiche Techniken gelernt, um dein Mindset für langfristigen Erfolg zu stärken.

Egal, ob du viel beschäftigt bist und wenig Zeit hast oder ob du nach einer effektiven Methode gesucht hast, um ohne Verzicht dein Wohlbefinden zu verbessern – du hast erkannt, dass ein gesunder Lebensstil nicht kompliziert sein muss. Mit dem Wissen aus diesem Buch hast du eine positive Veränderung in deinem Leben herbeigeführt und deinen Weg zu einem gesunden und fitten Körper gestartet.

Wir wünschen dir weiterhin viel Erfolg auf deiner Reise zu einem gesunden Lebensstil. Bleibe motiviert, setze deine Ziele und erinnere dich immer daran, dass du alles erreichen kannst, was du dir vornimmst. Danke, dass du „Gesund Abnehmen – Erfolgreiches Konzept für Ernährung, Workout und Mindset“ als deinen Begleiter gewählt hast. Hier ist dein „**SMART IN TOP SHAPE**“, um dich weiterhin zu inspirieren und zu motivieren!

IMPRESSUM

Bibliografische Information der Deutschen Nationalbibliothek:
Die Deutsche Nationalbibliothek verzeichnet diese Publikation in der Deutschen Nationalbibliografie; detaillierte bibliografische Daten sind im Internet über http://dnb.d-nb.de abrufbar.

Email: redaktion@verrai-verlag.de

https://verrai-verlag.de

1. Auflage Oktober 2023

Umschlaggestaltung:
atelier ehrle

Cover Bildquelle:
baldyrgan/shutterstock.com

Printed in Germany
ISBN 978-3-948342-94-4